Guide to Complex Interventional Endoscopic Procedures

高级内镜介入手术手册

原　著　Kelly Esponda
　　　　Stephanie Shea
　　　　Cristina Demone

主　审　金震东　赵　越

主　译　邓启亮

北京大学医学出版社

GAOJI NEIJING JIERU SHOUSHU SHOUCE

图书在版编目（CIP）数据

高级内镜介入手术手册/（美）凯利·埃斯庞达（Kelly Esponda）等原著；邓启亮主译.—北京：北京大学医学出版社，2023.4

书名原文：Guide to Complex Interventional Endoscopic Procedures

ISBN 978-7-5659-2813-0

Ⅰ.①高… Ⅱ.①凯…②邓… Ⅲ.①内窥镜检－应用－外科手术－手册 Ⅳ.①R65-62

中国国家版本馆CIP数据核字（2023）第006581号

北京市版权局著作权合同登记号：图字：01-2022-6959

First published in English under the title
Guide to Complex lnterventional Endoscopic Procedures
edited by Kelly Esponda, Stephanie Shea and Cristina Demone
Copyright © Kelly Esponda, Stephanie Shea and Cristina Demone, 2021
This edition has been translated and published under licence from
Springer Nature Switzerland AG.

Simplified Chinese translation Copyright © 2023 by Peking University Medical Press.
All Rights Reserved.

高级内镜介入手术手册

主　　译：邓启亮

出版发行：北京大学医学出版社

地　　址：（100191）北京市海淀区学院路38号 北京大学医学部院内

电　　话：发行部 010-82802230；图书邮购 010-82802495

网　　址：http://www.pumpress.com.cn

E - m a i l：booksale@bjmu.edu.cn

印　　刷：北京信彩瑞禾印刷厂

经　　销：新华书店

责任编辑：王智敏 责任校对：靳新强 责任印制：李 啸

开　　本：880 mm×1230 mm 1/32 印张：5.5 字数：153千字

版　　次：2023年4月第1版 2023年4月第1次印刷

书　　号：ISBN 978-7-5659-2813-0

定　　价：65.00元

译审校者名单

主　审　金震东　赵　越

主　译　邓启亮

审校者　赵　越　邓启亮

译　者（按姓氏汉语拼音排序）

　　　　林世永　伦伟健　吴雄健　晏　静

译者前言

随着消化内镜的发明、应用及发展，内镜已经不单单是一种检查手段，还是一种安全有效的治疗手段。目前内镜手术技术日新月异，逐步取代了一些外科手术。

本书共8个章节，除了介绍目前消化内镜最热门的"3E"技术（ERCP、ESD和EUS），还包括抗胃食管反流、减重等高级内镜手术。本书精选大量高清彩色图片，全面介绍各类手术所需要的设备、用品及耗材。同时，书中还以图片的形式展示了手术的过程，并且详细描述了术前、术中和术后的注意事项。这将有助于新手熟悉和掌握这些技术。

期望本书能给内镜医护人员、技术人员、放射技师提供有效的帮助，真正起到规范操作、清晰思路的作用，从而提高诊疗安全性。恳请广大读者发现书中的不足和问题，以助我们改进。

邓启亮

原书致谢

这本书献给所有为我们的知识做出贡献并支持我们写作的人。首先要感谢罗伯特·伍德·约翰逊大学医院的护理和内镜认证技术人员，如果没有你们，我们将无法建立如此成功的内镜介入项目。你们对知识的渴望促成了这本书的诞生。感谢 Amy Jablonski 在整个内镜介入检查护理项目过程中所做的一切。你在这个领域的辛勤工作和奉献精神激励着我们所有人。感谢内镜介入检查医师，你们每天推动我们扩展知识和创造学习环境。

这就是我们要做的!

关于本书

　　介入内镜技术为患者提供了更安全、更经济的治疗选择。这些操作技术日益更新。本手册将介绍正在实施的先进介入胃肠手术的设备、用品、护理注意事项、难题解决方案以及有助于顺利完成操作的步骤。本书将有助于内镜手术中心准备和工作人员培训，以便为患者提供这类手术，这是同类书中的第一本。它将详细介绍每种手术，包括该手术是什么以及为什么患者会从中受益。本书将以图片的形式演示手术的过程。这是一份详细的逐步讲解（step-by-step）手册，包括每个案例的图片，描述了设备和术前、术中与术后护理以及职责。这本书包括了一系列医学前沿的高端手术。它将有助于正在接受培训的护士和技术人员通过循序渐进的引导来熟悉这些新型复杂的手术。

缩略语和内镜术语

Double Dip	Patient is Scheduled for Both Colonoscopy and Endoscopy	患者计划进行结肠镜检查和胃镜检查
Duey	Short for Duodenum	十二指肠的简称
EFTR	Endoscopic Full-Thickness Resection	内镜全层切除术
EGD	Esophagogastroduodenoscopy	食管胃十二指肠镜
EDGE	EUS-Directed Transgastric ERCP	内镜超声引导下经胃 ERCP
EMR	Endoscopic Mucosal Resection	内镜黏膜切除术

ERCP	Endoscopic Retrograde Cholangio-pancreatography	内镜逆行胰胆管造影
ESD	Endoscopic Submucosal Dissection	内镜黏膜下剥离术
ESG	Endoscopic Sleeve Gastroplasty	内镜袖状胃成形术
G-POEM	Gastric Myotomy	经口内镜幽门括约肌切开术
GEJ	Gastric Esophageal Junction	胃食管交界处
POEM	Per Oral Endoscopic Myotomy	经口内镜食管下括约肌切开术
SCD	Sequential Compression Device	序贯压迫装置
STER	Submucosal Tunneling of Endoscopic Resection	隧道法内镜黏膜下肿物切除术
TIF	Transoral Incisionless Fundoplication	经口无切口胃底折叠术
UES	Upper Esophageal Sphincter	食管上括约肌
Z-POEM	Zenker's peroral endoscopic myotomy	Zenker 憩室-经口内镜食管下括约肌切开术

关于编者

Kelly Esponda 是一名经过认证的高级内镜技术员，拥有超过15年的手术室和内镜工作经验。她从纽约大学联合外科技术员项目毕业后，在纪念斯隆·凯特林（Memorial Sloan Kettering）SDH中心的手术室工作，直到她看到了内镜的前景。她非常着迷于这个不断发展的专业，并有幸在威尔·康奈尔纽约长老会医院（Weill Cornell NY Presbyterian Hospital）的内镜室与 Michel Kahaleh 医师共事，她很快成为了他团队中的一员，并成为他的得力助手。近10年，她与 Kahaleh 医师一起工作，并跟随他前往新泽西州新不伦瑞克（New Brunswick）的罗伯特·伍德·约翰逊大学医院（Robert Wood Johnson University Hospital）。她与丈夫和孩子们住在纽约曼哈顿。Kelly 非常热爱她的工作，她的同事尤其是 Kahaleh 医师对此深有体会。因此，Kahaleh 医师邀请她帮助培训和教育国内外其他内镜医师及其工作人员。他们一起被邀请到凯萨医疗机构洛杉矶西区医院（Kaiser Permanente West LA Hospital）担任督学并协助工作。Kelly 曾是阿根廷波萨达斯（Posadas）举办的第三空间和经口内镜食管下括约肌切开术（POEM）课程的教授，在那里她教授和培训内镜工作人员。她曾是墨西哥雷诺萨（Reynosa）举办的护士与技术员课程的主任。后来她被邀请到玻利维亚的拉巴斯（La Paz）来帮助开展内镜下肌切开术的项目。此外，她有幸前往韩国首尔对胰腺和胆道消融方面的工作人员进行了培训。

Kelly 不知疲倦地在世界各地培训和指导新人了解这些高端手术。越来越多的医师需要进行这些手术以及需求更多的教育，但她不可能无处不在。这本书实际上是她与一位世界著名的内镜医师合作的心血结晶。

Stephanie Shea 是一名注册护士，拥有超过 18 年的工作经验。她目前与家人居住在新泽西州。

Stephanie 是罗伯特·伍德·约翰逊大学医院最繁忙、最先进的内镜手术室主任。在目前的职位上，她负责领导多个卫生健康学科，包括护士、医师、执业护士和助理医师、放射技师和助理护士。她与医院其他领导一起制订战略计划来运行和发展内镜室及其服务。她每天与医师合作，为患者提供帮助和资源。她还通过引进新型医疗设备和应用循证实践成功地在快速发展的内镜室实施变革，促进内镜室的建设与发展。

Cristina Demone 是一名注册护士，拥有罗格斯大学（Rutgers University）和西顿大学护理学院（Seton Hall School of Nursing）的理学学士学位。她有 15 年的工作经验，大部分在急诊科。做过 15 年的医院护理工作后，她获得了内镜室工作的机会。起初，她犹豫不决，因为培训和学习另一门技术让她感到压力很大。但是她从不回避挑战，她克服了困难，并最终爱上了它。

她还接受了心脏病学和介入放射学全面培训。她获得了高级心脏生命支持、儿科高级生命支持和急诊护理认证。她目前在最先进的内镜介入科担任协调员。她正在攻读护理学硕士学位，以成为一名成人和老年急症护理专家。Cristina 对生活充满热情，对护士的职业也充满了热爱。

原著者

Cristina Demone Robert Wood Johnson University Hospital, New Brunswick, NJ, USA

Kelly Esponda Robert Wood Johnson University Hospital, New Brunswick, NJ, USA

Michel Kahaleh, MD Advanced Endoscopy Research Program at the Department of Medicine, Robert Wood Johnson Medical School, Rutgers, The State University of New Jersey, New Brunswick, NJ, USA

Avik Sarkar Robert Wood Johnson University Hospital, New Brunswick, NJ, USA

Haroon Shahid, MD Rutgers-Robert Wood Johnson Medical School, New Brunswick, NJ, USA

Stephanie Shea Robert Wood Johnson University Hospital, New Brunswick, NJ, USA

Amy Tyberg Robert Wood Johnson University Hospital, New Brunswick, NJ, USA

目　录

第1章 内镜切除术

Cristina Demone，Kelly Esponda 和 Stephanie Shea　著
伦伟健　译　邓启亮　校

1.1 内镜黏膜切除术（endoscopic mucosal resection，EMR）

内镜黏膜切除术（EMR）（图 1.1）是一种专门用于切除位于胃肠（gastrointestinal，GI）道内病变，但不影响胃肠道外壁或胃肠内腔（机体组织包绕的管状器官的内部区域）的手术。

该手术在病变正下方注射一种液体，目的是加强并增厚胃肠道截面；这将形成一个液体垫以便安全地切除病变。EMR 是整个过程都使用内镜完成的微创手术。

这种手术能安全地用于位于食管、胃、小肠和大肠内的病变。

用药
- 泮托拉唑 40 mg 静脉推注——仅用于食管手术
- 亚甲蓝 2 ml 稀释在 1 L 袋装生理盐水中（图 1.2）

食管和结肠 EMR 所需的设备和用品
- 食管胃十二指肠镜（esophagogastroduodenoscopy，EGD）或结肠镜
- 具有纯切割 / 正弦波形的电外科发生器（如 ERBE 系统）
- CO_2 气泵

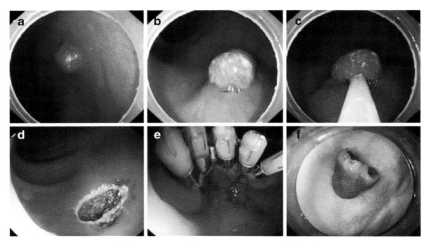

图 1.1　内镜黏膜切除术（EMR）的过程。（**a**）切除前的病变；（**b**）在黏膜下层注射盐水溶液；（**c**）释放圈套器，然后重新收紧并切除病变；（**d**）切除后的创面；（**e**）用金属夹闭合创面；（**f**）病变组织（© Dr Michel Kahaleh［1］）

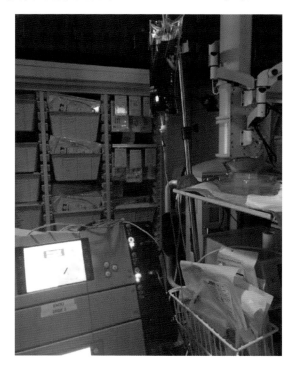

图 1.2　亚甲蓝 2 ml 稀释于 1 L 袋装生理盐水中（© Cristina Demone，Kelly Esponda，Stephanie Shea）

- 包含皮圈及圈套器的 Duette 套件（图 1.3）
- 带有隆起液的注射针（图 1.4 和图 1.5）
- 直接接地线的氩气等离子凝固装置

护理注意事项

- 手术前进行静脉补液。
- 如果患者正在使用抗凝血药物，请注明最后服用的日期。

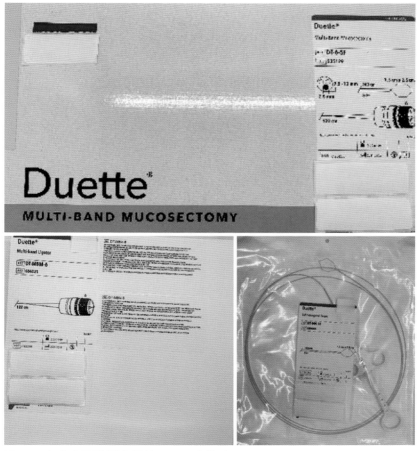

图 1.3　包含皮圈及圈套器的 Duette 套件（© Cristina Demone，Kelly Esponda，Stephanie Shea）

图 **1.4**　隆起液（©
Cristina Demone，
Kelly Esponda，
Stephanie Shea）

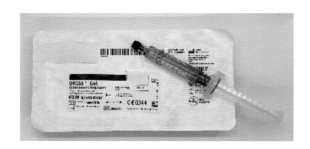

图 **1.5**　带有隆起液装置的注射
针（© Cristina Demone，Kelly
Esponda，Stephanie Shea）

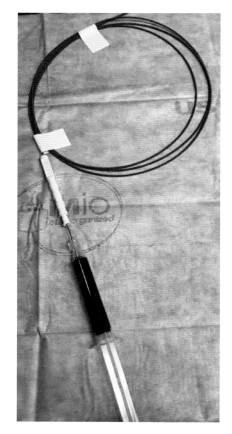

- 在手术前、手术中和手术后评估患者的腹胀情况。
- 手术期间注气使用 CO_2 而不是空气。
- 患者身上接地线垫。

- 患者需要躺在透视床上。
- 热风加温器（Bair Hugger）保持身体温暖。
- 如果手术过程超过 2 h，考虑导尿。
- 准备好缝合和（或）支架封堵缺损。
- 必要时给予措施预防深静脉血栓形成，如序贯压迫装置（sequential compression device，SCD）。
- 考虑入院观察、止痛和补液。

1.1.1　患者宣教和出院指导

1.1.1.1　内镜黏膜切除术（EMR）的一般指导

EMR 是什么？

内镜黏膜切除术（EMR）是一种让医师无需外科手术即可切除胃肠壁下肿瘤的手术。消化科医师使用内镜——一种易弯曲的管状器械，能看到身体内部的高清细节。同时，EMR 能切除可能需要外科手术的赘生物，如上消化道或结肠息肉。

为什么手术

医师可能使用 EMR 从食管或结肠壁上切除一些癌前病变和早期癌症。EMR 对以下肿瘤最有效：

- 尚未到达胃肠道壁的较深层
- 病灶大于 2 cm（译者注：应是小于 2 cm）

EMR 可以治疗以下疾病：
- Barrett 食管
- 癌前或浅表癌性肿瘤如胃或小肠病变
- 早期食管癌或结肠癌

手术前

准备 / 饮食
- 对于下消化道手术，遵循流质饮食加泻药或灌肠剂来清洁肠道，手术前 12 h 禁饮禁食。

- 清流质饮食中允许以下食物（如果您患有糖尿病，只要不含糖，您就可以遵循这种饮食）：
  - 水（纯水、碳酸水或调味水）
  - 不含果肉的果汁，例如苹果汁或白葡萄汁
  - 水果味饮料，例如水果混合饮料或柠檬水
  - 碳酸饮料，包括黑苏打水（可乐和根汁汽水）
  - 明胶（非红色）
  - 没有加牛奶或奶油的茶或咖啡
  - 运动饮料（非红色）
  - 无渣无脂的肉汤（肉汤或清汤）
  - 蜂蜜或糖
  - 硬糖，例如柠檬糖或薄荷糖
  - 不含牛奶、小块水果、籽或坚果的冰棒
- **对于上消化道手术**，在手术前 12 h 禁饮禁食，以保证食管和胃的排空。

用药
- 如果您正在服用治疗高血压、癫痫药物，或者您正在服用泼尼松，您可以在手术当天早上或手术前至少 2 h 用一小口水服下这些药物。
- 如果您患有糖尿病：
  - 如果您服用降糖药，手术当天**不要**服用。
  - 如果您正在使用短效胰岛素（regular insulin），手术当天**不要**使用。
  - 如果您正在使用其他胰岛素制剂，请联系您的处方医师以获取用药指导。
- 如果您正在服用华法林、氯吡格雷或其他抗凝血药物，请联系您的处方医师，了解何时停止服用这种药物。
- 如果您有过敏史，请告知您的医师。

手术当日

您的手术将在医院内镜室完成。

手术当天如果您要迟到或有任何疑问，请致电。

在您预定手术时间前 1.5 h 到达。当您到达时，请到前台登记并提供您的病史，包括您已服用的任何药物。请安排人在您完成手术后开车送您回家。随身携带有照片的身份证、保险卡和用药清单。

EMR 手术期间：

- 我们将开放静脉，以静脉输液、麻醉药和抗生素。
- 根据肿瘤的位置，您的医师会将内镜插入您的口腔或肛门。您的医师将通过屏幕观察内镜图像。
- 有时他们会吸引肿瘤顶部以进一步将其向上提起并远离其他组织。
- 然后医师通过内镜将圈套器送入并放置在肿瘤基底部，圈套器中的电流会将肿瘤从身体上切开并同时封住切口。
- 通过内镜的抽吸或专门的取出工具取出肿瘤。
- 实验室检查将确认该手术完全切除了肿瘤。

手术后

手术结束后，您将在内镜室中麻醉苏醒。您的医师会给您介绍手术的情况。

12 h 内不要开车、操作重型机械或饮酒。手术后您应该回家休息。重要的是饮用足够的液体来补充水分。

因为您已经超过 12 h 没有吃东西，我们建议您进食清淡食物。避免油炸食品、油腻食品和大量食物。炒鸡蛋、吐司和三明治都是不错的选择。如果进食清淡的食物，您的胃没有感到不适，您就可以进食更多的食物。手术后您可能会觉得胀气，因此请避免产气的食物，如豆类或碳酸饮料。

出现以下情况，立即致电您的医师：

- 排气后仍不能改善的严重腹痛或新发的腹痛
- 直肠出血，导致整个抽水马桶变红色

- 发热超过 38.5℃或出现寒战
- 呕血、呕吐黑色或咖啡样物
- 严重头晕、昏厥或胸痛

常见的不良反应
- 咽痛
- 恶心或呕吐
- 气体过多、腹胀或胃肠痉挛

出院后用药

您的医师可能会开一种质子泵抑制剂来抑制胃酸的产生。

您可以在手术后恢复日常用药。如果您正在服用任何抗凝血药物，请咨询您的医师何时恢复这些药物。

常用的抗凝血药物：
- 利伐沙班（拜瑞妥，Xarelto）
- 达比加群酯（泰毕全，Pradaxa）
- 阿哌沙班（艾乐妥，Eliquis）
- 肝素
- 华法林（可密定，Coumadin）
- 氯吡格雷（波立维，Plavix）
- 阿司匹林
- 依诺肝素（克赛，Lovenox）
- 替格瑞洛（倍林达，Brilinta）

随访

联系您的医师，预约您术后 1 个月的随访。

1.2　内镜黏膜下剥离术（endoscopic submucosal dissection，ESD）

内镜黏膜下剥离术（ESD）（图 1.6）是一种用于切除位于胃肠

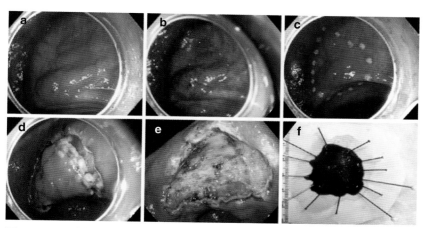

图 1.6　运用内镜黏膜下剥离术（endoscopic submucosal dissection，ESD）技术切除位于胃角的早期胃癌。（a）黏膜病变，在白光视图中直径约 2 cm；（b）窄带图像中引起医生关注的黏膜病变；（c）用电灼标记计划切除病变的外缘；（d）环周切开后；（e）完整剥离病变后；（f）切除标本大小 34 mm×29 mm（© Dr Michel Kahaleh［1］）

道管壁最深部位的肿瘤或病变的手术。与内镜黏膜切除术（EMR）相比，ESD 可以切除位于消化道管壁更深处的病变，并且医师可以一次性完整切除病变部位。

　　该手术使用一组特殊的刀具以非常精准的方式从胃肠道管壁上切除病变或肿瘤。这种技术可以在对胃肠道管壁损伤最小的情况下切除病变或肿瘤，从而维持病变器官的完整性。

药物
- 手背静脉注射左氧氟沙星（levaquin intravenous piggyback，IVPB）
- 透皮东莨菪碱——仅用于食管手术（患者到达医院前应用）
- 泮托拉唑 40 mg 静脉推注——仅用于食管手术
- 将亚甲蓝 2 ml 稀释在 1 L 袋装生理盐水中（图 1.7）
- 庆大霉素腔内冲洗液——2 支装有庆大霉素 40 mg 稀释于 60 ml 生理盐水的注射器（图 1.8）

图 1.7 1.5 ml 亚甲蓝溶于 1 L 生理盐水（© Cristina Demone，Kelly Esponda，Stephanie Shea）

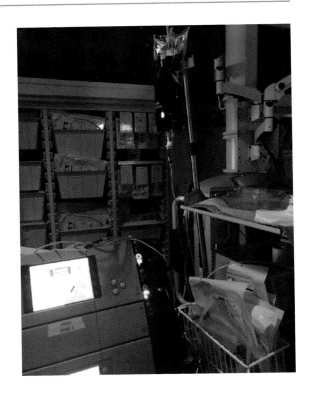

图 1.8 隆起液和 2 支装有 40 mg 庆大霉素稀释于 60 ml 生理盐水的注射器（© Cristina Demone，Kelly Esponda，Stephanie Shea）

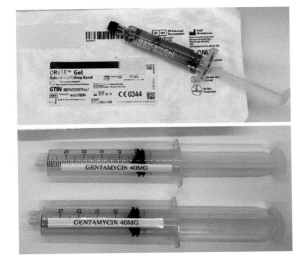

食管 ESD 设备和用品

- 食管胃十二指肠镜
- 具有纯切割 / 正弦波形的电外科发生器（如 ERBE 系统）（图 1.9）
- CO_2 气泵
- IT 纳米刀——IT 刀 2（图 1.10）
- 双刀——（组织很厚时用）只是刀更小（图 1.10）
- 止血钳 4 mm（张开长度）（图 1.11 和图 1.12）
- 海博刀（Hybrid T knife）和电外科发生器装置
- 11.35 mm 的远端头附件
- 带有隆起液的注射针（图 1.13）
- 直接接地线的氩气等离子凝固装置

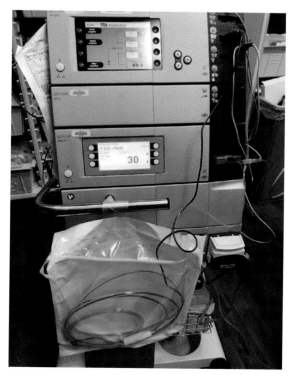

图 **1.9** 用于切除的具有纯切割 / 正弦波形的电外科发生器（如 ERBE 系统）（© Cristina Demone，Kelly Esponda，Stephanie Shea）

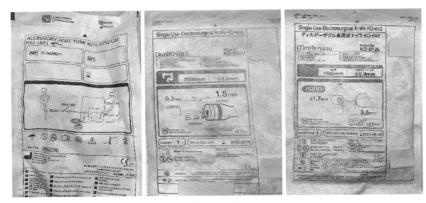

图 1.10　附件端口管，双 J 刀，IT 纳米刀（© Cristina Demone，Kelly Esponda，Stephanie Shea）

图 1.11　止血钳（© Cristina Demone，Kelly Esponda，Stephanie Shea）

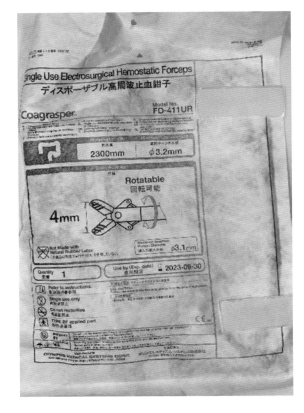

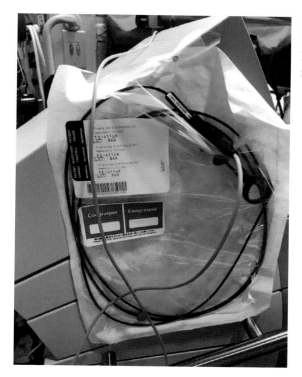

图 1.12 紧急凝血（止血钳）（© Cristina Demone, Kelly Esponda, Stephanie Shea）

结肠 ESD 设备和用品

- 结肠镜——根据医师的偏好
- 具有纯切割 / 正弦波形的电外科发生器（如 ERBE 系统）（图 1.9）
- CO_2 气泵
- 双刀（图 1.10）
- 双 J 刀 / 带附件端口管（图 1.10）
- IT 纳米刀与双 J 注射接口兼容的冲洗装置（图 1.10）
- 止血钳 4 mm（张开长度）（图 1.11 和图 1.12）

护理注意事项

- 手术前静脉补液。
- 如果患者正在使用抗凝血药物，请注明最后服用的日期。

图 1.13 带有隆起液装置的注射针（© Cristina Demone，Kelly Esponda，Stephanie Shea）

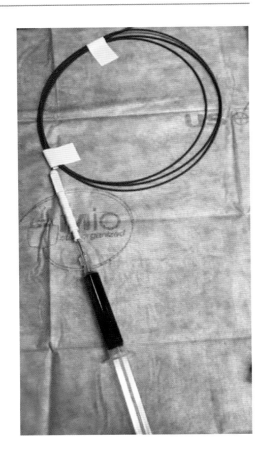

- 在手术前、手术中和手术后评估患者的腹胀情况。
- 注气使用 CO_2 而不是空气。
- 患者身上接地线垫。
- 患者需要躺在透视床上。
- 应用热风加温器（Bair Hugger）保持身体温暖。
- 如果手术超过 2 h，考虑导尿。
- 准备好缝合和（或）支架封堵缺损。
- 必要时预防深静脉血栓形成［如序贯压迫装置（SCD）］。
- 考虑入院观察、止痛和补液。

1.2.1　患者宣教和出院指导

1.2.1.1　内镜黏膜下剥离术（ESD）的一般指导

为什么手术？

内镜黏膜下剥离术（ESD）是一种切除胃肠道深层肿瘤的手术。消化科医师使用内镜进行 ESD。

ESD 适应证：

- Barrett 食管
- 早期癌性肿瘤或结肠息肉
- 食管、胃或结肠的肿瘤尚未进入胃肠道壁的深层，癌症扩散的风险很小或没有
- 癌症分期以制订治疗计划

手术前

准备／饮食

- **对于下消化道手术**，遵循流质饮食加泻药或灌肠来清洁肠道，手术前 12 h 禁饮禁食。
- 清流质饮食中允许以下食物（如果您患有糖尿病，只要不含糖，您就可以遵循这种饮食）：
  - 水（纯水、碳酸水或调味水）
  - 不含果肉的果汁，例如苹果汁或白葡萄汁
  - 水果味饮料，例如水果混合饮料或柠檬水
  - 碳酸饮料，包括黑苏打水（可乐和根汁汽水）
  - 明胶（非红色）
  - 没有加牛奶或奶油的茶或咖啡
  - 运动饮料（非红色）
  - 无渣**无脂**肉汤（肉汤或清汤）
  - 蜂蜜或糖
  - 硬糖，例如柠檬糖或薄荷糖
  - 不含牛奶、小块水果、籽或坚果的冰棒

- **对于上消化道手术**，在手术前 12 h 禁饮禁食，以保证食管和胃的排空。

用药
- 如果您正在服用治疗高血压、癫痫的药物，或者您正在服用泼尼松，您可以在手术当天早上或手术前至少 2 h 用一小口水服下这些药物。
- 如果您患有糖尿病：
  - 如果您服用降糖药，手术当天**不要**服用。
  - 如果您正在使用短效胰岛素（RI），手术当天**不要**使用。
  - 如果您正在使用其他胰岛素制剂，请联系您的处方医师以获取用药指导。
- 如果您正在服用华法林、氯吡格雷或其他抗凝血药物，请联系您的处方医师，了解何时停止服用这种药物。
- 如果您有过敏史，请告知您的医师。

手术当日
您的手术将在医院内镜室完成。
手术当天如果您要迟到或有任何疑问，请致电。
在您预定的手术时间前 1.5 h 到达。当您到达时，请到前台登记并提供您的病史。您需要一个负责任的成年人陪伴您回家。随身携带有照片的身份证、保险卡和用药清单。
ESD 手术期间：
- 将留置一条静脉输液通路用于补液和输注药物。
- 您的内镜医师将通过您的口腔或直肠插入一条高清内镜。您的医师将通过屏幕观察内镜图像。
- 确定肿瘤位置。
- 为了尽量减少对周围组织的损害，医师将使用一种隆起液将肿瘤从管壁上抬起。
- 将使用电刀将肿瘤组织从管壁上分离，然后继续使用电刀切除肿瘤。这把电刀可通过电流加热组织来阻止任何活动性出血。

- 您的医师会将肿瘤通过内镜取出并将组织送去进行活检。

手术后

手术结束后，您将在内镜室中麻醉苏醒。在您离开之前，您的医师会给您介绍手术的情况。

手术后，您可能会在医院短暂停留，或者如果您感觉良好，您可能会出院回家。如果需要，您将接受 3 ～ 5 天的抗生素和缓解症状的药物治疗。

如果您出院回家，12 h 内不要开车、操作重型机械或饮酒。手术后您应该回家休息。

如果有需要，您可能在恢复饮食之前进行造影检查（即食管造影）。饮用大量的液体来补充水分非常重要。

咨询您的医师何时恢复饮食，以及是否有关于恢复饮食的具体说明。如果您的医师允许您进食，我们建议您吃些清淡的食物，因为您已经超过 12 h 没有吃东西了。避免油炸食品、油腻食品和大量食物。炒鸡蛋、吐司和三明治都是不错的选择。如果进食清淡的食物，您的胃没有感到不适，您就可以进食更多的食物。手术后您可能会觉得胀气，因此请避免产气的食物，如豆类或碳酸饮料。

出现以下情况，立即致电您的医师：

- 排气后仍不能改善的严重腹痛或新发的腹痛
- 直肠出血，导致整个抽水马桶变红色
- 发热超过 38.5℃或出现寒战
- 呕血、呕吐黑色或咖啡样物
- 严重头晕、昏厥或胸痛

常见的不良反应

- 咽痛
- 恶心或呕吐
- 气体过多、腹胀或胃肠痉挛

出院后用药

手术后，您的医师可能会给您开以下药物，让您带回家服用：

- 抗酸剂
- 抗生素（3～5天）

手术后您可以恢复您的日常用药。如果您正在服用抗凝血药物，请咨询您的医师何时恢复这类药物。

常用的抗凝血药物：

- 利伐沙班（拜瑞妥，Xarelto）
- 达比加群酯（泰毕全，Pradaxa）
- 阿哌沙班（艾乐妥，Eliquis）
- 肝素
- 华法林（可密定，Coumadin）
- 氯吡格雷（波立维，Plavix）
- 阿司匹林
- 依诺肝素（克赛，Lovenox）
- 替格瑞洛（倍林达，Brilinta）

随访

联系您的医师，预约您术后1个月的随访。

1.3　隧道法内镜黏膜下肿物切除术（submucosal tunneling endoscopic resection，STER）

隧道法内镜黏膜下肿物切除术（STER）（图1.14）是一种用于从胃肠道切除肿瘤的手术。STER和内镜黏膜下剥离术（ESD）是两种最广泛用于切除已侵犯食管、胃、小肠和大肠的肿瘤的技术。

该手术包括在消化道管腔壁内创建一个隧道，该隧道将直接通向下方的肿瘤。内镜通过隧道进入并在隧道内切除肿瘤。手术后通过内镜缝合在内侧封闭隧道口。

用药

- 手背静脉注射左氧氟沙星（levaquin intravenous piggyback，IVPB）

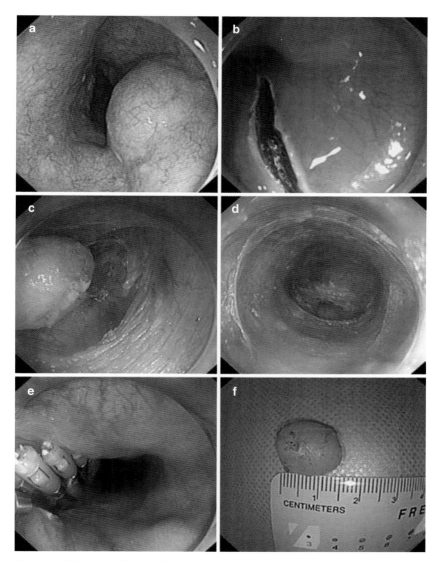

图 1.14　隧道法内镜黏膜下肿物切除术（STER）切除起源于固有肌层（muscularis propria，MP）的食管黏膜下肿瘤（submucosal tumor，SMT）。（a）内镜检查发现食管 SMT；（b）在肿瘤近端 5 cm 处黏膜下注射，做一个 2 cm 纵向黏膜切口作为隧道入口；（c）肿瘤分离和显露；（d）肿瘤切除后的黏膜下隧道；（e）用数个夹子封闭隧道入口；（f）完全切除食管 SMT（© Dr Michel Kahaleh［1］）

- 透皮东莨菪碱——仅用于食管手术
- 泮托拉唑 40 mg 静脉推注——仅用于食管手术
- 将亚甲蓝 2 ml 稀释在 1 L 袋装生理盐水中
- 庆大霉素腔内冲洗液——2 支装有 40 mg 庆大霉素稀释于 60 ml 生理盐水的注射器（图 1.15）

食管 STER 设备和用品
- 食管胃十二指肠（EGD）镜
- 具有纯切割 / 正弦波形的电外科发生器（如 ERBE 系统）（图 1.16）
- CO_2 气泵

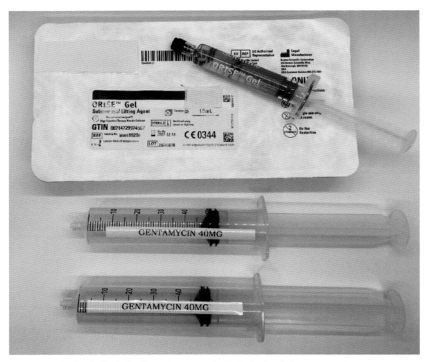

图 1.15　庆大霉素腔内冲洗液——2 支装有庆大霉素 40 mg 稀释于 60 ml 生理盐水的注射器和装有隆起液的注射器（© Cristina Demone，Kelly Esponda，Stephanie Shea）

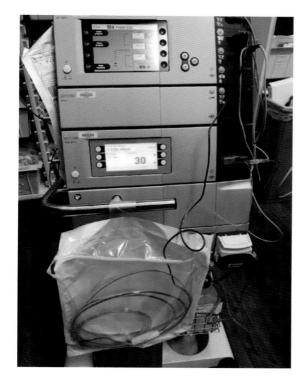

图 1.16　用于切除的具有纯切割/正弦波形的电外科发生器（例如 ERBE 系统）（© Cristina Demone，Kelly Esponda，Stephanie Shea）

- IT 纳米刀和 IT 2（图 1.17）
- 双刀——（组织很厚时用）只是刀更小
- 止血钳 4 mm（张开长度）（图 1.18 和图 1.19）
- 带附件管装套件的双刀（图 1.17）
- 与具有纯切割/正弦波形的电外科发生器（如 ERBE 系统）配套使用 T 刀和 IT 刀（图 1.17）——注射、凝固和切割
- 11.35 mm 的远端附件（图 1.20）
- 带有隆起液的注射针（图 1.21）
- 直接接地线的氩气等离子凝固装置
- 紧急凝血（图 1.18 和图 1.19）

结肠 STER 设备和用品
- 结肠镜——根据医师的偏好

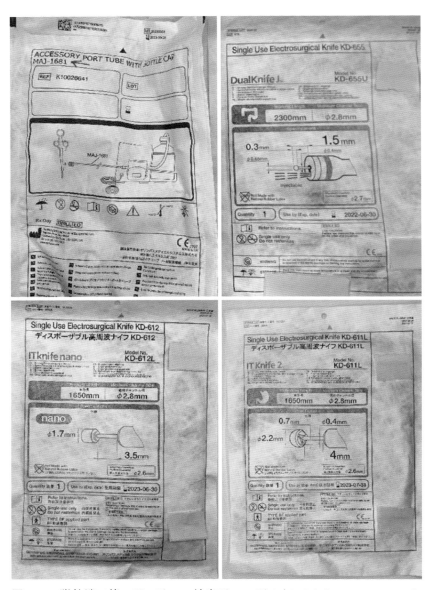

图 1.17　附件端口管，双 J 刀，IT 纳米刀，IT 刀 2（© Cristina Demone，Kelly Esponda，Stephanie Shea）

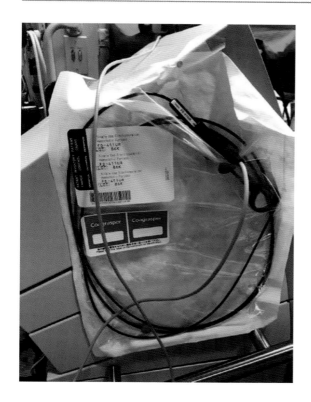

图 1.18　紧急凝血
（ © Cristina Demone，
Kelly Esponda，
Stephanie Shea ）

- 具有纯切割 / 正弦波形的电外科发生器（如 ERBE 系统）
  （图 1.16）
- CO_2 气泵
- 双刀（图 1.17）
- 双 J 刀 / 带附件端口管（图 1.17）
- IT 纳米刀与双 J 刀注射接口兼容的冲洗装置（图 1.17）
- 紧急凝血（图 1.18 和图 1.19）

护理注意事项
- 手术前进行静脉补液。
- 如果患者正在服用抗凝血药物，请注明最后服用的日期。
- 在手术前、手术中和手术后评估患者的腹胀情况。

图 **1.19** 止血钳（© Cristina Demone，Kelly Esponda，Stephanie Shea）

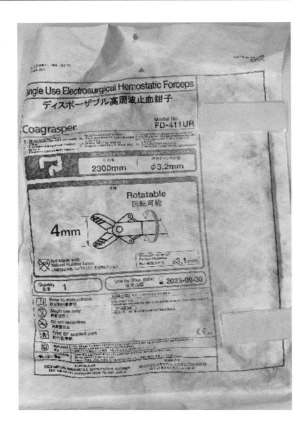

- 注气使用 CO_2 而不是空气。
- 患者身上接地线垫。
- 患者需要躺在透视床上。
- 应用热风加温器（Bair Hugger）维持身体温暖。
- 如果手术超过 2 h，考虑导尿。
- 备好缝合和（或）支架封堵缺损。
- 必要时预防深静脉血栓形成［如序贯压迫装置（SCD）］。
- 考虑入院观察、止痛和补液。
- 结肠 STER 术后出院时——大便软化剂和抗生素。

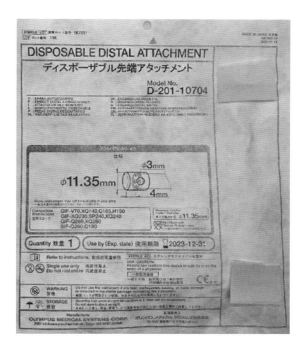

图 1.20　远 端 附 件
（ 11.35 mm ）（ © Cristina
Demone，Kelly Esponda，
Stephanie Shea ）

1.3.1　患者宣教和出院指导

1.3.1.1　隧道法内镜黏膜下肿物切除术（STER）的一般指导

为什么手术？

STER 是治疗食管黏膜下肿瘤（SMT）的一种改进且有效的技术。SMT 主要是良性肿瘤，但有些可能具有恶性可能。消化科医师使用内镜来进行这个手术。内镜是一种可弯曲的管状器械，消化科医师使用它来观察机体内部的高清细节。

这种设计使许多患者可以避免更具侵入性的外科手术。结果是治疗时间较短以及恢复较快。

我们的医师通过 STER 可治疗以下疾病：

- 食管、胃或结肠肿瘤

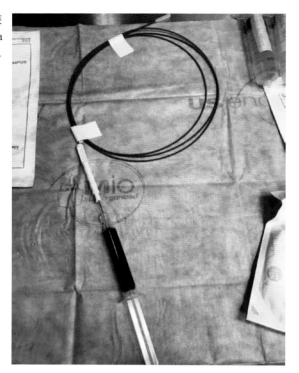

手术前

准备 / 饮食

- **对于下消化道手术**，遵循流质饮食加泻药或灌肠来清洁肠道，手术前 12 h 禁饮禁食。
- 清流质饮食中允许以下食物（如果您患有糖尿病，只要不含糖，您就可以遵循这种饮食）：
  - 水（纯水、碳酸水或调味水）
  - 不含果肉的果汁，例如苹果汁或白葡萄汁
  - 水果味饮料，例如水果混合饮料或柠檬水
  - 碳酸饮料，包括黑苏打水（可乐和根汁汽水）
  - 明胶（非红色）
  - 没有加牛奶或奶油的茶或咖啡

- 运动饮料（无红色）
- 无渣**无脂**的肉汤（肉汤或清汤）
- 蜂蜜或糖
- 硬糖，例如柠檬糖或薄荷糖
- 不含牛奶、小块水果、籽或坚果的冰棒

- **对于上消化道手术**，手术前 12 h 禁饮禁食，以保证食管和胃的排空。

用药
- 如果您正在服用治疗高血压、癫痫发作的药物，或者您正在服用泼尼松，您可以在手术当天早上或手术前至少 2 h 用一小口水服下这些药物。
- 如果您患有糖尿病，请参阅安排手术时提供的具体说明。
- 如果您正在服用抗凝血药物如利伐沙班（拜瑞妥）、阿哌沙班（艾乐妥）、华法林（可密定）或氯吡格雷等，请联系您的处方医师，了解手术前何时停止服用这类药物。
- 如果您有任何过敏史，请告知您的医师。

手术当日
您的手术将在医院内镜室完成。

手术当天如果您要迟到或有任何疑问，请致电。

在您预定的手术时间前 1.5 h 到达。当您到达时，请到前台登记并提供您的病史。随身携带有照片的身份证、保险卡和用药清单。

STER 手术期间：
- 我们将开放静脉，用于输注液体、麻醉药和抗生素。
- 您的医师将通过您的口腔或直肠插入内镜，并通过屏幕观察内镜图像。
- 在胃肠道内衬作一切口，以暴露肿瘤。
- 然后在内镜直视下切除黏膜下肿瘤。
- 然后使用夹子或缝合来关闭切除肿瘤部位的切口。
- 根据手术部位，必要时可放置支架。

- 组织将通过内镜从体内取出并送往实验室。在显微镜下检查可确定手术是否完全切除了肿瘤。

手术后

手术结束后，您将在内镜室中麻醉苏醒。您的医师将会给您介绍手术的情况。请注意，接受麻醉后忘记曾与医师的一些谈话并不少见。因此，我们建议您的家人或朋友参加这次谈话。

手术后，您可能会在医院短暂停留，或者如果您感觉良好，您可能出院回家。如果需要，您将接受 3 ～ 5 天的抗生素和缓解症状的药物治疗。

如果您出院回家，12 h 内不要开车、操作重型机械或饮酒。手术后您应该回家休息。

饮用大量的液体来补充水分非常重要。

咨询您的医师何时恢复饮食以及是否有关于恢复饮食的具体说明。如果您的医师允许您进食，我们建议您吃些清淡的食物，因为您已经超过 12 h 没有吃东西了。避免油炸食品、油腻食品和大量食物。炒鸡蛋、吐司和三明治都是不错的选择。如果进食清淡的食物，您的胃没有感到不适，您就可以进食更多的食物。手术后您可能会觉得胀气，因此请避免产气的食物，如豆类或碳酸饮料。

出现以下情况，立即致电您的医师：
- 排气后仍不能改善的严重腹痛或新发的腹痛
- 直肠出血，导致整个抽水马桶变红色
- 发热超过 38.5℃或出现寒战
- 呕血、呕吐黑色或咖啡样物
- 严重头晕、昏厥或胸痛

常见的术后症状
- 咽痛
- 恶心或呕吐
- 胀气、腹胀或胃肠痉挛
- 如果是做结肠 STER，您可能会有稀便注意：这些症状通常会在您手术后 24 ～ 72 h 内自行缓解。

出院后用药

您的医师可能会开一种质子泵抑制剂（proton pump inhibitor，PPI）如泮托拉唑，以抑制胃酸产生以促进术后创面愈合。

如果是结肠手术，您回家后可以使用大便软化剂。

手术后您可恢复您的日常用药。如果您正在服用抗凝血药物，请咨询您的医师何时恢复这些药物，例如利伐沙班（拜瑞妥）、阿哌沙班（艾乐妥）、华法林（可密定）或氯吡格雷（波立维）。

如果手术后出现胀气或胀气疼痛，您可以试用非处方药物 Gas-X 来缓解症状。

随访

请联系您的医师预约随访。

1.4　内镜全层切除术（endoscopic full-thickness resection，EFTR）

内镜全层切除术（EFTR）（图 1.22）是一种类似于上述内镜黏膜下剥离术（ESD）的手术。经胃肠道内切除已影响到胃肠道管腔到管壁外层的病变。

该手术与 ESD 不同，它在胃肠道内开一个孔。然后利用该孔切除病变。手术后，通过内镜缝合关闭该孔。

该手术能安全地切除位于食管、胃、小肠和大肠内的病变和肿瘤。

用药

- 手背静脉注射左氧氟沙星（levaquin intravenous piggyback，IVPB）
- 透皮东莨菪碱——仅用于食管手术
- 泮托拉唑 40 mg 静脉推注——仅用于食管手术
- 将亚甲蓝 2 ml 稀释在 1 L 袋装生理盐水中

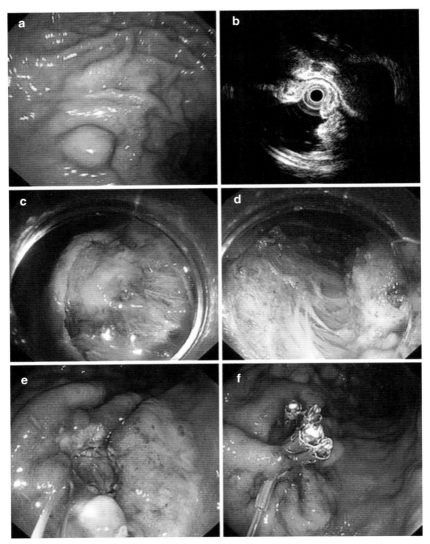

图 1.22　内镜全层切除术（EFTR）。（**a**，**b**）一个椭圆形的黏膜下肿瘤位于胃中三分之一处，EUS（微型探头）显示它是起源于固有肌层的均匀低回声；（**c**，**d**）圆周样切口和深层黏膜下剥离；（**e**，**f**）全层完全切除后，用夹子和圈套器关闭缺损。（**g**）EFTR 后 3 个月时内镜下所见创面外观（© Dr Michel Kahaleh［1］）

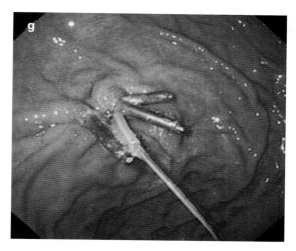

图 **1.22**　（续）

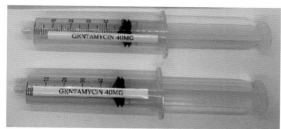

图 **1.23**　庆 大 霉 素 腔
内冲洗液——2 支装有
40 mg 庆大霉素稀释于
60 ml 生 理 盐 水 的 注 射
器（© Cristina Demone，
Kelly Esponda，Stephanie
Shea）

- 庆大霉素腔内冲洗液——2 支装有庆大霉素 40 mg 稀释于
  60 ml 生理盐水的注射器（图 1.23）

食管 EFTR 设备和用品
- 食管胃十二指肠（EGD）镜
- 具有纯切割 / 正弦波形的电外科发生器（如 ERBE 系统）
  （图 1.24）
- CO_2 气泵
- FTRD 套件（食管）（译者注：一种新型全层切除套件）

结肠 EFTR 设备和用品
- 结肠镜——根据医师的偏好

图 1.24　用于切除的具有纯切割/正弦波形的电外科发生器（例如 ERBE 系统）（© Cristina Demone，Kelly Esponda，Stephanie Shea）

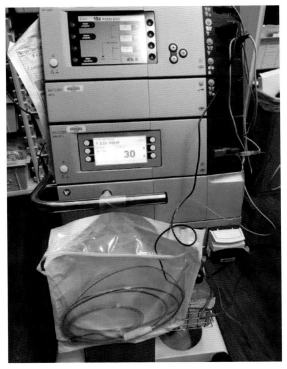

- 具有纯切割/正弦波形的电外科发生器（如 ERBE 系统）（图 1.24）
- CO_2 气泵
- FTRD 套件（结肠）（图 1.25）包括 FTRD 系统、标记探针、钳抓器（图 1.26）

护理注意事项
- 手术前进行静脉补液。
- 如果患者正在服用抗凝血药物，请注明最后服用的日期。
- 手术前、手术中和手术后评估患者的腹胀情况。
- 手术期间注气使用 CO_2 而不是空气。
- 患者身上接地线垫。
- 患者需要躺在透视床上。

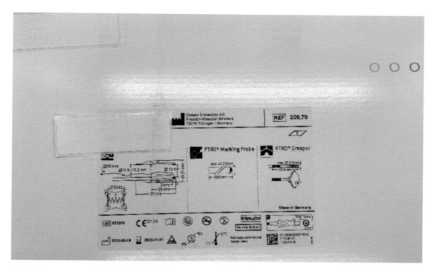

图 1.25　FTRD 结肠套件包括 FTRD 系统、标记探针和钳抓器（© Cristina Demone，Kelly Esponda，Stephanie Shea）

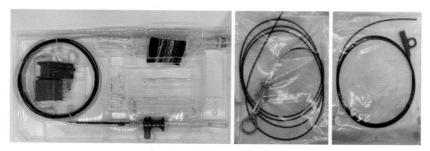

图 1.26　FTRD 系统、标记探针、钳抓器（© Cristina Demone，Kelly Esponda，Stephanie Shea）

- 应用热风加温器（Bair Hugger）保持身体温暖。
- 如果手术超过 2 h，考虑导尿。
- 备好缝合和（或）支架封堵缺损。
- 必要时预防深静脉血栓形成［如序贯压迫装置（SCD）］。
- 考虑入院观察、止痛和补液。

1.4.1　患者宣教和出院指导

1.4.1.1　内镜全层切除术（EFTR）的一般指导

为什么要手术

EFTR 用于切除胃肠道壁深层的肿物。消化科医师使用内镜检查您的身体内部。借助 EFTR，医师可能发现胃肠道问题的根源，例如穿孔（裂口）等术后并发症。EFTR 可用于切除胃、小肠或结肠息肉，闭合器官或组织之间的孔或开口；同时，EFTR 能用于切除肿物，例如结肠息肉或肿瘤。

在 EFTR 中，使用了专门设计的内镜，其中包括用于去除肿瘤（例如良性或癌性肿物）的设备。这种设计使许多患者可能避免更具侵入性的外科手术。患者可能治疗时间较短且恢复较快。

EFTR 切除位于胃肠壁深处的肿瘤非常有效。由于这些肿瘤的位置，其他手术可能导致并发症，例如组织撕裂或穿孔。

我们的医师利用 EFTR 来治疗以下疾病：

- 胃肠道出血
- 穿孔（裂口）等术后并发症
- 胃、小肠或结肠息肉切除
- 闭合器官或组织之间的孔或开口

手术前

准备 / 饮食

- **对于下消化道手术**，遵循流质饮食加泻药或灌肠来清洁肠道，手术前 12 h 禁饮禁食。
- 清流质饮食中允许以下食物（如果您患有糖尿病，只要不含糖，您就可以遵循这种饮食）：
  - 水（纯水、碳酸水或调味水）
  - 不含果肉的果汁，例如苹果汁或白葡萄汁
  - 水果味饮料，例如水果混合饮料或柠檬水
  - 碳酸饮料，包括黑苏打水（可乐和根汁汽水）

- 明胶（非红色）
- 没有牛奶或奶油的茶或咖啡
- 运动饮料（无红色）
- 无渣**无脂**肉汤（肉汤或清汤）
- 蜂蜜或糖
- 硬糖，例如柠檬糖或薄荷糖
- 不含牛奶、小块水果、籽或坚果的冰棒

- **对于上消化道手术**，手术前 12 h 禁饮禁食，以保证食管和胃的排空。

用药

- 如果您正在服用治疗高血压、癫痫发作的药物，或者您正在服用泼尼松，您可以在手术当天早上或手术前至少 2 h 用一小口水服下这些药物。
- 如果您患有糖尿病：
  - 如果您服用降糖药，手术当天**不要**服用。
  - 如果您正在使用短效胰岛素（RI），手术当天**不要**使用。
  - 如果您正在使用其他胰岛素制剂，请联系您的处方医师以获取用药指导。
- 如果您正在服用华法林、氯吡格雷片或其他抗凝血药物，请联系您的处方医师，了解何时停止服用这类药物。
- 如果您有过敏史，请告知您的医师。

手术当日

您的手术将在医院内镜室内完成。

手术当天如果您要迟到或有任何疑问，请致电。

在您预定的手术时间前 1.5 h 到达。当您到达时，请到前台登记并提供您的病史。随身携带有照片的身份证、保险卡和用药清单。

EFTR 期间：

- 我们将开放您的静脉，以输注液体、麻醉药和抗生素。
- 您的医师将通过您的口腔或直肠插入一条内镜。您的医师将通过屏幕观察内镜图像。

- 医师通过插入内镜的工具定位并标记肿瘤的边缘。
- 将用小镊子抓住肿瘤。
- 将使用镊子将肿瘤向上拉入内镜的透明帽中，直到在帽中可以看到肿瘤的边缘。
- 将用内镜上的一个特殊夹子从机体切下组织。该夹子将安全地留在体内，充当缝合作用。
- 通过内镜小心地取出组织。在实验室中，技术人员将在显微镜下对其进行检查。实验室将确认肿瘤已被完全切除。

手术后

手术结束后，您将在内镜室中麻醉苏醒。您的医师会给您介绍手术的情况。您将被收住院。

常见的不良反应

- 咽痛
- 恶心或呕吐
- 胀气、腹胀或胃肠痉挛
- 轻度腹痛或直肠痛

出院后用药

手术后，您可恢复您的日常用药。如果您正在服用抗凝血药物，请咨询您的医师何时恢复这类药物。

常用的处方抗凝血药物：

- 利伐沙班（拜瑞妥，Xarelto）
- 达比加群酯（泰毕全，Pradaxa）
- 阿哌沙班（艾乐妥，Eliquis）
- 肝素
- 华法林（可密定，Coumadin）
- 氯吡格雷（波立维，Plavix）
- 阿司匹林
- 依诺肝素（克赛，Lovenox）

- 替格瑞洛（倍林达，Brilinta）

随访

请联系您的医师，预约随访。

参考文献

[1] Kahaleh, M. (2021). Dr. Michel Kahaleh New Jersey gastroenterologist & world renowned endoscopist. Retrieved from https://www.michelkahaleh.com/

第 2 章 经口内镜食管下括约肌切开术

Cristina Demone，Kelly Esponda 和 Stephanie Shea　著
伦伟健　译　邓启亮　校

2.1 Zenker 憩室 – 经口内镜食管下括约肌切开术（Zenker's peroral endoscopic myotomy，Z-POEM）

Zenker 憩室（图 2.1）是一种影响患者喉部的疾病，可导致无法进食，且可能引起肺部感染。Zenker 憩室是一个位于喉外黏膜外膨出的咽囊。该咽囊可阻止食物向下进入胃而积聚在此，能导致进一步的并发症。

Z-POEM 和隔膜切开术都在咽囊中切开一个小口，将其与食管腔分开，进而允许食物通过食管并防止咽囊进一步积聚食物。

2.2 食管 – 经口内镜食管下括约肌切开术（esophageal peroral endoscopic myotomy，E-POEM）

当患者患有吞咽障碍如贲门失弛缓症时，可行经口内镜食管下括约肌切开术（POEM）（图 2.2）。如果食管肌肉异常收缩或收紧，

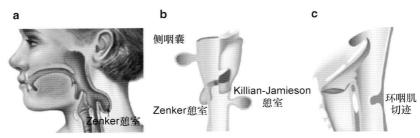

图 2.1　Zenker 憩室、Killian-Jamieson 憩室和环咽肌切迹。(**a**) Zenker 憩室；(**b**) Zenker 憩室和 Killian-Jamieson 憩室；(**c**) 环咽肌切迹 (© Dr. Michel Kahaleh [1])

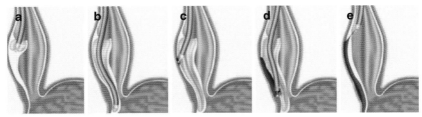

图 2.2　经口内镜下肌切开术：(**a**) 进入黏膜下腔；(**b**) 黏膜下开出一隧道；(**c**) 内镜下肌切开术，全长 10 cm；(**d**) 内镜下长距离的内环肌束切开术，保持外纵向肌层完整；(**e**) 关闭黏膜入口 (© Dr. Michel Kahaleh [1])

则可出现并发症，导致患者难以吞咽食物。该手术为微创，且与传统 Heller 肌切开术相比，患者恢复更快且术后疼痛更轻。

　　该手术在食管壁内开出一个小隧道，内镜利用该隧道切开食管壁下段肌肉和胃食管括约肌（胃和食管壁之间的连接点）来减少之间的阻力。这样可以让食物轻松地通过食管进入胃部。手术完成后关闭隧道开口。

2.3　经口内镜幽门括约肌切开术（gastric peroral endoscopic myotomy，G-POEM）

　　经口内镜幽门括约肌切开术（G-POEM）（图 2.3）可用于治疗

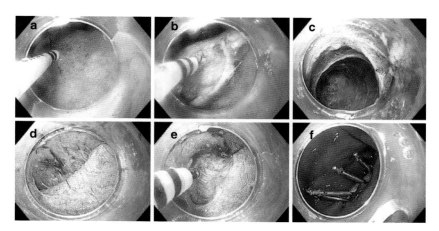

图 2.3　G-POEM 手术步骤。（**a**）选择目标胃壁和注射黏膜下水垫；（**b**）纵向黏膜切口；（**c**）建立黏膜下隧道；（**d**）找出幽门肌切开区域；（**e**）内镜幽门肌切开术；（**f**）使用小夹关闭黏膜入口（© Dr. Michel Kahaleh［1］）

胃轻瘫。当胃部肌肉难以收缩时，就可发生胃轻瘫，使食物难以离开胃部进入小肠。胃轻瘫一词的含义是"虚弱胃"，这种疾病能导致腹痛、腹胀、恶心和呕吐。

　　该手术是在胃壁上开出一个隧道，内镜下切断胃与十二指肠之间连接点——幽门部位的肌肉，以使食物更容易通过。手术完成后，使用内镜关闭隧道开口以确保胃壁完整性。

药物

- 手背静脉注射左氧氟沙星（levaquin intravenous piggyback，IVPB）
- 透皮东莨菪碱——仅用于食管手术（患者到达医院前应用）
- 泮托拉唑 40 mg 静脉推注——仅用于食管手术
- 将亚甲蓝 2 ml 稀释在 1 L 袋装生理盐水中
- 庆大霉素腔内冲洗液——2 支装有庆大霉素 40 mg 稀释于 60 ml 生理盐水中的注射器
- 静脉推注昂丹司琼

设备和用品

- 食管胃十二指肠（EGD）镜
- 如果行 G-POEM 或后路 E-POEM，使用双钳道内镜
- 具有纯切割 / 正弦波形的电外科发生器（例如 ERBE 系统）
  （图 2.4、图 2.5 和图 2.6）

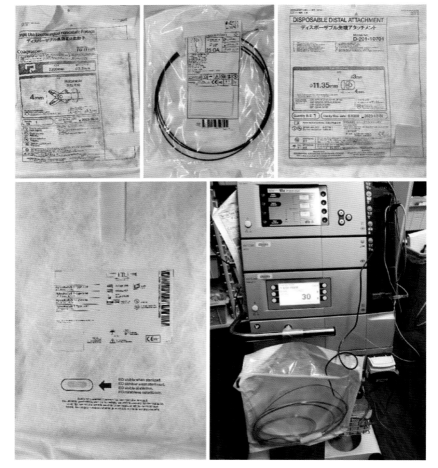

图 2.4　E-POEM 用品：止血钳、注射针、远端附件、T 型海博刀、附带注水装置的具有纯切割 / 正弦波形的电外科发生器（如 ERBE 系统）（© Cristina Demone，Kelly Esponda，Stephanie Shea）

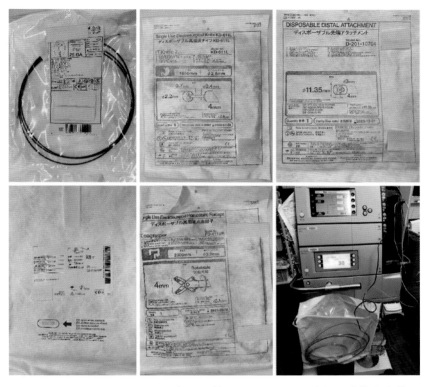

图 **2.5**　G-POEM 和 Z-POEM 设备：注射针、IT 2 刀、远端帽、附带注水装置的具有纯切割 / 正弦波形的电外科发生器（如 ERBE 系统）、T 刀、止血钳（© Cristina Demone，Kelly Esponda，Stephanie Shea）

- CO_2 气泵
- 14 G 静脉留置针（可能需要针头减压）
- 一次性 11.35 mm 远端附件（启动 EGD 后安装在镜头上）（图 2.4）
- 接地线垫
- 次级管道系统
- 注射针（图 2.4 和图 2.5）
- 3 支 10 ml 注射器，内含生理盐水稀释的亚甲蓝（图 2.7）
- 2 支 10 ml 注射器，内含生理盐水（图 2.7）

图 **2.6** 亚甲蓝 1.5 ml 稀释于 1 L 生理盐水中（© Cristina Demone，Kelly Esponda，Stephanie Shea）

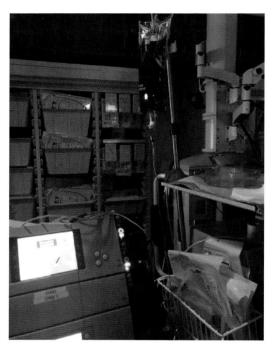

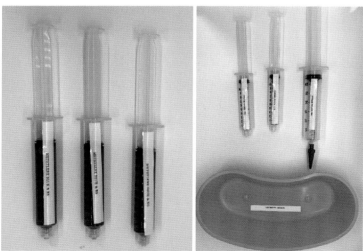

图 **2.7** 3 支 10 ml 注射器内含生理盐水稀释的亚甲蓝，2 支装生理盐水的 10 ml 注射器，1 支装生理盐水的带有蓝色尖端的 30 ml 注射器，含生理盐水的呕吐盆（© Cristina Demone，Kelly Esponda，Stephanie Shea）

- 1 支含生理盐水的带蓝色尖端的 30 ml 注射器（图 2.7）
- 2 支装有庆大霉素 40 mg 稀释于 60 ml 生理盐水的注射器（图 2.8）
- 纱布
- 含生理盐水的呕吐盆（图 2.7）
- T 型海博刀 / 注水装置（图 2.4、2.5、2.9 和 2.10）
- IT 刀 24 mm——用于 G-POEM（图 2.5）
- 止血钳 4 mm（张开长度）（图 2.4 和图 2.5）
- 16 mm 的**止血夹**，7 ～ 10 个（图 2.11、图 2.12、图 2.13 和图 2.14）

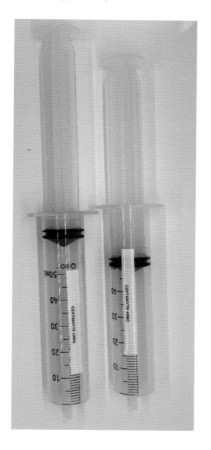

图 2.8　2 支装有庆大霉素 40 mg 稀释于 60 ml 生理盐水的注射器（© Cristina Demone，Kelly Esponda，Stephanie Shea）

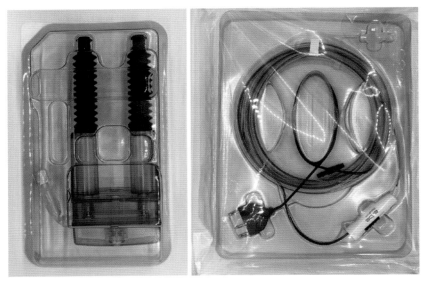

图 **2.9** T 型海博刀 / 注水装置（图 2.7 和图 2.8）（© Cristina Demone，Kelly Esponda，Stephanie Shea）

图 **2.10** T 型海博刀（© Cristina Demone，Kelly Esponda，Stephanie Shea）

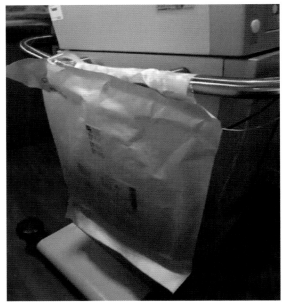

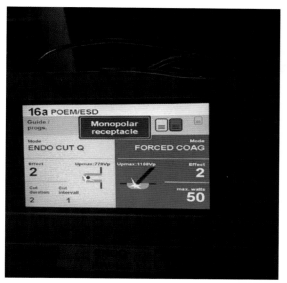

图 2.11　用 于 POEMs 的 IT 刀的泵设置（© Cristina Demone，Kelly Esponda，Stephanie Shea）

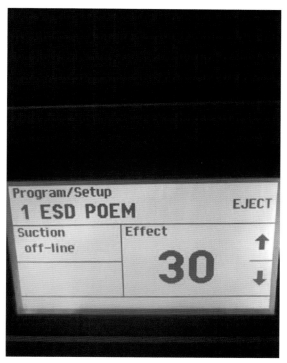

图 2.12　具有纯切割 / 正弦波形（例如 ERBE 系统和亚甲蓝）泵式电外科发生器的泵筒设置（© Cristina Demone，Kelly Esponda，Stephanie Shea）

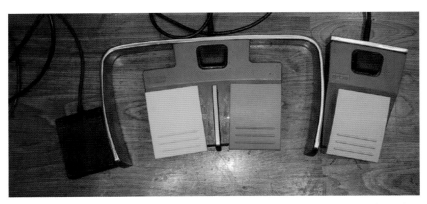

图 2.13　具有纯切割 / 正弦波形的电外科发生器（如 ERBE 系统）的床头踏板设置（© Cristina Demone，Kelly Esponda，Stephanie Shea）

护理注意事项
- 手术前静脉补液。
- 确保患者在手术前一天按要求服用东莨菪碱，以防止恶心和呕吐。
- 如果患者正在应用抗凝血药物，记下上次应用的日期。
- 手术前、手术中和手术后评估患者的腹胀情况。
- 术中注意患者的捻发音和潮气末 CO_2 升高。
- 18 号静脉留置针放置于房间内，用于针头减压。
- 手术期间使用 CO_2 充气而不是空气。
- 应用热风加温器（Bair Hugger）保持身体温暖。
- 如果手术超过 2 h，考虑导尿。
- 备好缝合和（或）支架封堵缺损。
- 必要时预防深静脉血栓形成［如序贯压迫装置（SCD）］。
- 条件允许的话，在透视床上进行手术，以便在术后影像评估肌切开术部位。
- 住院观察、止痛和补液。
- 手术后可能需要吞钡检查，以确保肌切开位置无任何缺损。

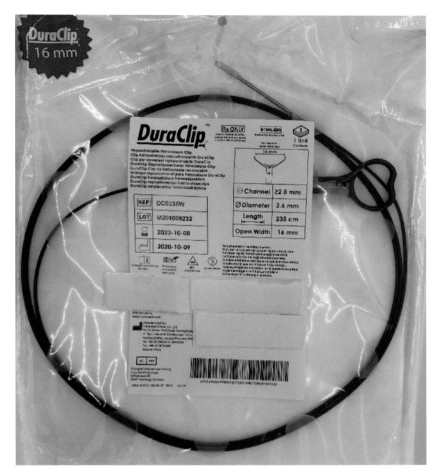

图 2.14　止血夹（© Cristina Demone，Kelly Esponda，Stephanie Shea）

2.3.1　患者宣教和出院指导

2.3.1.1　经口内镜食管下括约肌切开术（POEM）一般指导

为什么要手术

我们的医师应用 POEM 治疗以下疾病：

- 贲门失迟缓症（POEM）

- 胃轻瘫（G-POEM）
- Zenker 憩室（Z-POEM）

手术前

准备 / 饮食

- 在手术前 2 天，您可能只能进行流质饮食。
- 手术前 12 h 可能禁饮禁食。这样可确保食管和胃的排空。

清流质饮食中允许以下食物：

（如果您患有糖尿病，只要不含糖，您就可以遵循这种饮食）

- 水（纯水、碳酸水或调味水）
- 不含果肉的果汁，例如苹果汁或白葡萄汁
- 水果味饮料，例如水果混合饮料或柠檬水
- 碳酸饮料，包括黑苏打水（可乐和根汁汽水）
- 明胶（非红色）
- 没有加牛奶或奶油的茶或咖啡
- 运动饮料（非红色）
- 无渣无脂肉汤（肉汤或清汤）
- 蜂蜜或糖
- 硬糖，例如柠檬糖或薄荷糖
- 不含牛奶、小块水果、籽或坚果的冰棒

用药

- 如果您正在服用治疗高血压、癫痫发作的药物，或者您正在服用泼尼松，您可以在手术当天早上或手术前至少 2 h 用一小口水服下这些药物。
- 如果您患有糖尿病，请参阅安排手术时提供的具体说明。
- 如果您正在服用抗凝血药物如利伐沙班（拜瑞妥）、阿哌沙班（艾乐妥）、华法林（可密定）或氯吡格雷（波立维）等，请联系您的处方医师，了解手术前何时停止服用这类药物。
- 如果您有过敏史，请告知您的医师。

手术当日

您的手术将在医院内镜室完成。

手术当天如果您要迟到或有任何疑问，请致电。

在您预定的手术时间前 1.5 h 到达。当您到达时，请到前台登记并提供您的病史。随身携带有照片的身份证、保险卡和用药清单。

POEM 手术期间

- 留置一条静脉通路，用于静脉输液和给药。
- 您的医师将高清内镜通过您的口腔进入食管实施手术。您的医师将利用这条内镜通过屏幕观察手术过程中的图像。
- 您的胃肠道外不会有任何刀口或切口。
- 在食管（对于 POEM 或 Z-POEM）或胃（对于 G-POEM）的内壁开始做一切口。内镜通过该切口进入食管或胃壁内层，并将肌层暴露。
- 此时将进行肌切开术（切断肌肉）。
- 手术结束时，将用标准内镜小夹闭合切口（请注意，这些小夹会在接下来的数周到数个月内自行脱落）。
- 一旦放置小夹 / 缝合闭合切口，我们将注射造影剂以确保闭合部位没有渗漏。罕见情况下会发现 X 射线上的造影剂渗漏（在手术过程中），我们将再放置小夹 / 缝合线，直到渗漏不再可见。

手术后

手术结束后，您将在内镜室中麻醉苏醒。您的医师会给您介绍手术的情况。请注意，接受麻醉后忘记曾与医师的一些谈话并不少见。因此，我们建议您的家人或朋友参加这次谈话。您可能收入院观察过夜。

您将在手术后 72 h 内进食清流质饮食，然后进食 3 天的全流质饮食，随后接下来的 1 ～ 2 周内进食软食（参阅下文 POEM 术后特殊饮食说明。）。

常见的术后症状

- 胸部或腹部不适
- 胃酸反流
- 胀气 / 胀痛

注意：这些症状通常会在手术后 24 ～ 72 h 内自行缓解。

** 如果您在手术后出现以下任何体征和症状，请立即返回我们的急诊科：发热、严重胸痛或腹痛、呼吸急促、顽固性恶心和呕吐 **。

出院后用药

手术后，您的医师可能会给您开具或推荐以下药物：

- 抑酸剂（质子泵抑制剂，通常是泮托拉唑）每天两次
- 抗生素（通常是左氧氟沙星）5 天
- 根据需要和个体具体情况开具酚麻美敏（泰诺口服液）/ 其他止痛药
- 止呕药（昂丹司琼）

如果在手术后出现胀气或胀痛，您可以试用非处方药物（OTC）Gas-X 来缓解症状。

手术后您可恢复日常用药。如果您正在服用任何抗凝血药物，请咨询您的医师何时恢复这些药物，例如利伐沙班（拜瑞妥）、阿哌沙班（艾乐妥）、华法林（可密定）或氯吡格雷（波立维）。

术后饮食

- 您将在**前 3 天**进食清流质饮食。
    - 清流质饮食中允许以下食物：

      水（纯水、碳酸水或调味水）

      不含果肉的果汁，例如苹果汁或白葡萄汁

      水果味饮料，例如水果混合饮料或柠檬水

      碳酸饮料，包括黑苏打水（可乐和根汁汽水）

      明胶

      没有牛奶或奶油的茶或咖啡

      运动饮料

　　　骨头汤

　　　蜂蜜或糖

　　　硬糖，例如柠檬糖或薄荷糖

　　　不含牛奶、小块水果、籽或坚果的冰棒

　　　粉状冲饮饮品

　　　果冻

　　　维生素软糖

- 3 天后，您将在**接下来的 3 天**进行全流质饮食。
  - 全流质饮食中允许以下食物：
  　混合汤
  　脱脂牛奶
  　蛋白质奶昔
  　低脂酸奶
- 然后，您将在**术后第 7 天进食软食并持续 2 ～ 3 周**
  - 软食允许以下食物：
  　肉泥
  　炒鸡蛋
  　干酪
  　水果
  　蔬菜
  　麦片
- **经过 2 ～ 3 周的软食后**，您可以慢慢恢复正常饮食。
  - 建议充分咀嚼食物，小口吃，提防难以吞咽的食物如硬肉和面包。

随访

　　术后第 4 周，您将在诊室或通过远程医疗进行随访，或您的医师建议更早随访。我们的诊疗团队将在您手术后的几个工作日内与您联系，以安排这次随访。随访时，您的医师将与您讨论是否有任何症状，并建议后续检查如复查食管或上消化道（均为 X 线检查）

和（或）内镜检查。我们通常会在您的 POEM 术后 6 ～ 8 周复查内镜。如果您在手术后 1 周内没有接到我们诊疗团队的电话，请致电。

参考文献

[1] Kahaleh, M. (2021). Dr. Michel Kahaleh New Jersey gastroenterologist & world renowned endoscopist. Retrieved from https://www.michelkahaleh.com/

第3章 经口无切口胃底折叠术

Cristina Demone，Kelly Esponda 和 Stephanie Shea　著
晏静　译　邓启亮　校

　　经口无切口胃底折叠术（transoral incisionless fundoplication，TIF）用于治疗胃食管反流病（gastroesophageal reflux disease，GERD）。该手术在胃食管交界处重建一个抗反流瓣，缩小食管裂孔疝。适用于＜2 cm 的食管裂孔疝。

用药
- 透皮东莨菪碱——术前应用
- 泮托拉唑 40 mg 静脉推注
- 静脉推注昂丹司琼

设备和用品
- 可注水的食管胃十二指肠（EGD）镜
- 植入式紧固套件，包括 Esophy-X 设备和植入式紧固件（图 3.1）
- 两个 CO_2 气泵和管道（图 3.2）
- 用于润滑设备的矿物油（图 3.3 和图 3.4）
- Y-opsy 阀（图 3.3）
- 两个吸引罐和两套吸引管（图 3.5、图 3.6、图 3.7、图 3.8、图 3.9、图 3.10、图 3.11 和图 3.12）

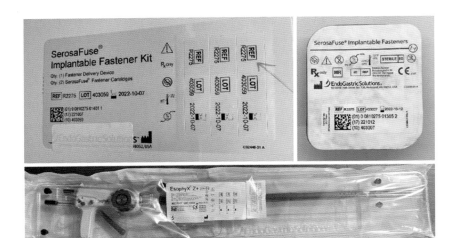

图 3.1 植入式紧固套件，包括 Esophy-X 设备和植入式紧固件（© Cristina Demone，Kelly Esponda，Stephanie Shea）

护理注意事项

- 术前静脉输液。
- 确保患者手术前一天按要求使用东莨菪碱，以防止恶心和呕吐。如果患者出现干呕和呕吐，可能会中断胃底折叠术。
- 如果患者正在服用抗凝血药物，记录上次服用日期。
- 术前、术中和术后评估患者腹胀情况。
- 手术期间充气使用 CO_2 而不是空气。
- 患者应摆放左侧卧位。
- 应用热风加温器（Bair Hugger）保持身体温暖。
- 如果手术超过 2 h，考虑导尿。
- 必要时预防深静脉血栓形成［如序贯压迫装置（SCD）］。

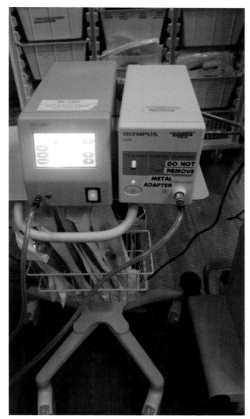

图 3.2　CO$_2$ 气泵，需要两个：1 个用于内镜，1 个用于 Esophy-X 设备（© Cristina Demone，Kelly Esponda，Stephanie Shea）

- 出院回家用药：
  - 止吐药：防止恶心和呕吐。
  - 每日两次质子泵抑制剂（同术前）。
  - 止痛药：患者在手术后可能出现左肩疼痛、咽痛和胸骨后疼痛。
- 术后饮食指导：2 周流质和软食，耐受后逐渐增加，4 周后恢复正常饮食。

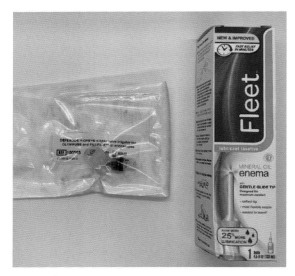

图 3.3 Y-opsy 阀和矿物油（© Cristina Demone，Kelly Esponda，Stephanie Shea）

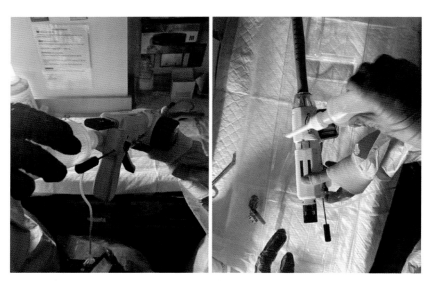

图 3.4 使用矿物油润滑的 Esophy-X 设备（紧固件的工作通道和装卸平台）（© Cristina Demone，Kelly Esponda，Stephanie Shea）

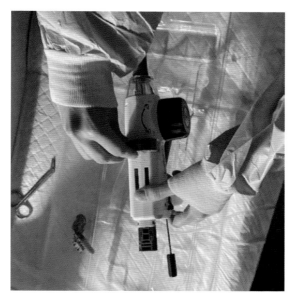

图 3.5　润滑装卸平台后，将植入式紧固件连接 Esophy-X 设备（© Cristina Demone，Kelly Esponda，Stephanie Shea）

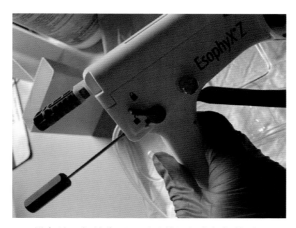

图 3.6　Esophy-X 设备处于解锁位置，可见其组织内部螺旋（© Cristina Demone，Kelly Esponda，Stephanie Shea）

图 **3.7** 将 Esophy-X 设备向下滑动至内镜活检帽（© Cristina Demone，Kelly Esponda，Stephanie Shea）

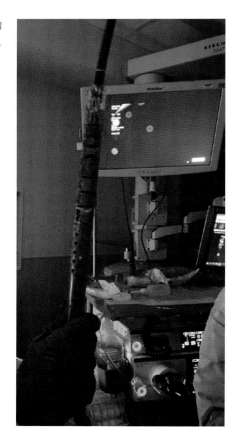

3.1 患者宣教和出院指导

3.1.1 TIF 的一般指导

3.1.1.1 为什么手术？

消化科医师使用 TIF 治疗进食后胃灼热或反酸的患者。出现这些症状的原因是防止胃酸反流至食管的瓣存在功能障碍。

对质子泵抑制剂或其他抗酸药物有效但又希望避免服用这些药物的具有 GERD 症状的患者也可以行 TIF。在某些情况下，药物不

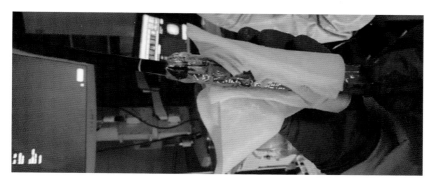

图 3.8　充分润滑 Esophy-X 设备的转向节臂（© Cristina Demone，Kelly Esponda，Stephanie Shea）

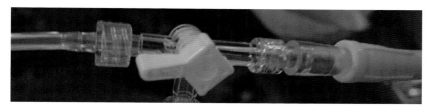

图 3.9　连接 Esophy-X 设备与第 2 个吸引罐的旋转开关，内折器处于关闭位置（© Cristina Demone，Kelly Esponda，Stephanie Shea）

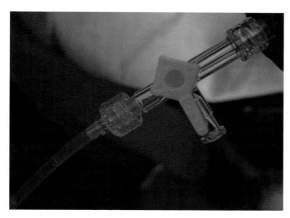

图 3.10　连接 Esophy-X 设备与第 2 个吸引罐的旋转开关，内折器处于开启位置（© Cristina Demone，Kelly Esponda，Stephanie Shea）

图 3.11　第 2 台 CO$_2$
气泵设置成中等流量
并连接 Y-opsy 盖帽
（ © Cristina Demone，
Kelly Esponda，
Stephanie Shea ）

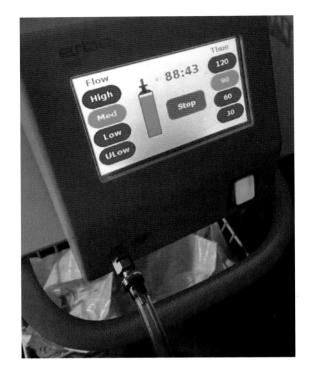

再有效或不能完全缓解。对于这些患者，抗反流瓣的修复可能是唯
一的选择。

医师可应用 TIF 而不是 Nissen 胃底折叠术，以避免 Nissen 胃
底折叠术可能产生的有害副作用包括吞咽困难、数月进食困难、空
气潴留导致打嗝或腹胀以及切口疝。

3.1.1.2　手术前

- 您可能接受无线 pH 检测仪（ BRAVO 监测系统 ）进行的 pH
  监测。我们使用该检测仪来确认病情的严重程度，并确定您
  适合做该手术。
- 您也可能接受一个特殊 X 线视频检查来观察您的解剖结构。
  这个检查可以让医师看见食管和抗反流瓣的功能。如果存在
  食管裂孔疝，医师也能评估食管裂孔疝的大小。

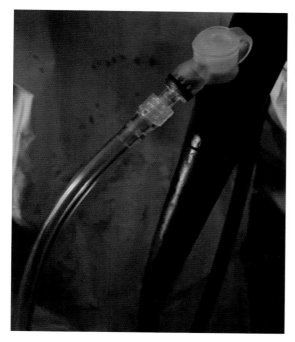

图 3.12　与 活 检 通 道 和 CO_2 气泵连接的 Y-opsy(© Cristina Demone，Kelly Esponda，Stephanie Shea)

- 如果您有过敏史，请告知您的医师。
- 按照医师的指示是否服用处方药：
  - 如果您通常服用降压药，可在手术前的早晨用一小口水服用。
  - 如果您使用控制血糖药物（任何药片或胰岛素），手术当天早晨不要使用。
  - 如果您服用任何抗凝血药物，请与您的医师联系以确定手术前是否应该停用这些药物。
- 午夜后您不应进食任何东西。

3.1.1.3　手术当日

您的手术将在医院内镜室进行。

手术当天如果您要迟到或有任何问题，请致电。

- 在预定的手术时间前 1.5 h 到达。您到达后，请登记并提供您的病史。

- 准备好术后在医院留观过夜。

TIF 期间

- 我们将开放静脉注射进行输液和麻醉。
- 我们将通过 TIF 器械将内镜送入您的口腔，您的医师会在屏幕上观察图像。
- 医师将带内镜的 TIF 器械插入胃内，将内镜视野指向胃底。这个角度使医师能够看到食管与胃的开口。
- 然后使用 TIF 器械抓住食管末端，将其往下牵引后将胃底 270° 包裹其周围。
- 耐用的塑料紧固件固定新型抗反流瓣，并将其留在体内。
- 通过新创建的抗反流瓣将 TIF 器械和内镜移出并从口中取出。

3.1.1.4　手术后

术后您可能会在医院短暂停留，或者如果感觉良好，您可以出院回家。根据需要，您将接受 2 ～ 3 天的抗生素和缓解症状的药物治疗。

3.1.1.5　常见的不良反应

- 咽痛
- 肩痛
- 轻微的胸痛
- 罕见出血

3.1.1.6　出院后用药

- 抗酸药：请继续服用术前剂量至第一次复诊。
- 仅按需用药：
  - 止痛药：
    含可待因的泰诺口服液每 6 h 最多 15 ml 或
    曲马多片（捣碎）每 6 h 1 ～ 2 片

– 质子泵抑制剂：

　　您的医师可能会给你开一种液体质子泵抑制剂，手术后
　　服用。

手术后您可恢复您的日常用药。如果您正在服用任何抗凝血药
物，请咨询医师何时恢复这些药物。

常用处方抗凝血药物

- 利伐沙班（拜瑞妥，Xarelto）
- 达比加群酯（泰毕全，Pradaxa）
- 阿哌沙班（艾乐妥，Eliquis）
- 肝素
- 华法林（可密定，Coumadin）
- 氯吡格雷（波立维，Plavix）
- 阿司匹林
- 依诺肝素（克赛，Lovenox）
- 替格瑞洛（倍林达，Brilinta）

第4章 内镜逆行胰胆管造影

Cristina Demone，Kelly Esponda 和 Stephanie Shea　著
邓启亮　译

内镜逆行胰胆管造影（endoscopic retrograde cholangiopancreato-graphy，ERCP）用于评估、检测并有效地治疗胆囊、胰腺、肝以及这些器官内导管的异常。

ERCP 可以缓解所发现的肝、胆囊与胰腺导管梗阻。在 ERCP 中，通过实施扩大导管开口的技术——乳头括约肌切开术后可获得进入胆管或胰管的通路，应用导管高位分支的球囊装置可将引起梗阻的石头、碎片和泥沙物往后下拉排出。如果导管由于癌症或炎症出现狭窄或变窄的情况，放置跨越狭窄或变窄区域的支架可持续引流。必要时可行胆管和胰管活检（图 4.1）。

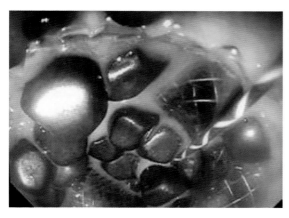

图 4.1　胆囊结石（© Dr. Michel Kahaleh［1］）

4.1 经壶腹部 ERCP——常规 ERCP

用药

- 吲哚美辛塞肛：预防急性胰腺炎
- 准备胰高血糖素：减少小肠蠕动

设备和用品

- 食管胃十二指肠镜（EGD）与十二指肠镜
- 具有纯切割/正弦波形的电外科发生器（如 ERBE 系统）
- CO_2 气泵
- 内镜超声机，内镜超声引导程序
- 3 支装有 5 ml 造影剂和 5 ml 生理盐水混合液的 10 ml 注射器（图 4.2）

图 4.2 ERCP 基本配置：3 支装有 5 ml 造影剂和 5 ml 生理盐水混合液的 10 ml 注射器，1 支装有生理盐水的 10 ml 注射器，1 支装有生理盐水的 60 ml 注射器，1 个装有造影剂的标本杯，1 个装有生理盐水的标本杯，1 个装有生理盐水的呕吐盆，造影剂，1 瓶生理盐水（© Cristina Demone，Kelly Esponda，Stephanie Shea）

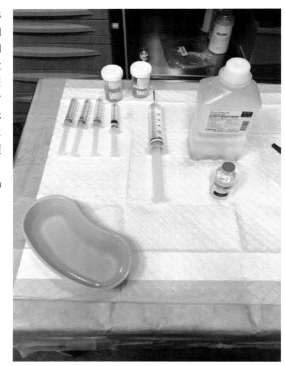

- 1 支装有生理盐水的 10 ml 注射器（图 4.2）
- 1 支装有生理盐水的 60 ml 注射器（图 4.2）
- 1 个装有造影剂的标本杯（图 4.2）
- 1 个装有生理盐水的标本杯（图 4.2）
- 1 个装有生理盐水的呕吐盆（图 4.2）
- 造影剂（图 4.3）
- 4 cm×4 cm 纱布
- Tome（MD 优先）
- 导丝（MD 优先）

护理注意事项
- 术前静脉补液。
- 如果患者正在服用抗凝血药物，记录上次服用的日期。
- 手术前、手术中和手术后评估患者的腹胀情况。
- 手术期间充气使用 CO_2 而不是空气。
- 如果患者是第一次 ERCP 或以前 ERCP 没有做过乳头括约肌

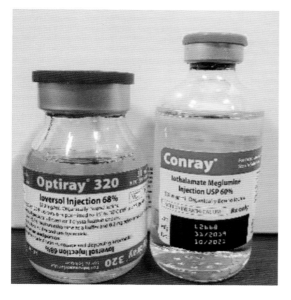

图 **4.3** 造影剂（© Cristina Demone，Kelly Esponda，Stephanie Shea）

切开术，则要为患者连接接地电极片，以便使用电刀切开位于小肠与胆管和胰管连接部的肌肉。

- 患者需要躺在透视床上。
- 使用热风加温器（Bair Hugger）保持身体温暖。
- 如果手术超过 2 h，考虑导尿。
- 备好缝合和（或）支架封堵缺损。
- 必要时预防深静脉血栓形成［如序贯压迫装置（SCD）］。

4.1.1 患者宣教与出院指导

4.1.1.1 ERCP 的一般指导

ERCP 是一种医师用于治疗和诊断肝、胆囊、胆管和胰腺疾病的内镜操作。行 ERCP 最常见的原因是黄疸、胆结石，或者胰腺、肝及胆囊肿瘤。

应用 ERCP 来评估一些消化系统疾病。您的消化科医师可能应用 ERCP 来评估：

- 胰腺疾病
- 肝疾病
- 胆道疾病
- 可以用来查找血液、超声波或 CT 检查异常的原因

手术前

- 如果您正在服用治疗高血压、癫痫的药物，或者如果您正在服用泼尼松，您可以在手术当天早上或至少在手术前 2 h 喝一小口水服用这些药物。
- 如果您是糖尿病患者：
  - 如果您服用降糖药物，手术当天**不要**服用。
  - 如果您正在使用短效胰岛素（R），手术当天**不要**使用。
  - 如果您正在使用任何其他胰岛素制剂，请与您的处方医师联系以获取用药指导。

- 如果您正在服用华法林、氯吡格雷或其他抗凝血药物，请联系您的处方医师，了解何时停止服用此药物。
- 在手术前 12 h 禁饮禁食，以便食管和胃排空。
- 如果您有过敏史，请告知您的医师。

手术当日

请您在约定手术时间前 1.5 h 到达。当您到达后，请登记并提供您的病史。您需要一位负责任的成年人陪伴您回家。您应随身携带有照片的身份证件、保险卡和用药清单。

ERCP 手术期间：

- 我们会开放一条静脉通路。
- 将小型塑料口垫放置在您的牙齿之间，以防止损坏内镜。
- 内镜将通过您的口腔插入您的食管、胃和十二指肠。
- 然后医师会切开一个开口进入您的胆管。
- 将造影剂注射到胆管中，并在 X 线下进行检查。随后可能进行介入治疗，例如放置支架或通过球囊取出胆道结石。

手术后

手术后，您将在内镜室中麻醉苏醒。您的医师会给您介绍手术的情况。

术后 12 h 内不要开车、操作重型机械或饮酒。手术后应该回家休息。

因为您已经超过 12 h 没有吃东西，我们建议您吃一些清淡的食物。避免油炸食物、油腻食物和大量食物。炒鸡蛋、吐司和三明治都是不错的选择。如果进食清淡的食物，您的胃没有感到不适，您就可以进食更多的食物。您可能会觉得胀气，因此请避免产气的食物，如豆类或碳酸饮料。

出现以下情况，立即致电您的医师：

- 排气后仍不能改善的严重腹痛或新发的腹痛
- 直肠出血，导致整个抽水马桶变红色

- 发热超过 38.5℃或出现寒战
- 呕血、呕吐黑色或咖啡样物
- 严重的头晕、晕厥或胸痛

常见不良反应
- 恶心或呕吐
- 胀气、腹胀或胃肠痉挛
- 咽部不适
- 胰腺炎：ERCP 期间使用的造影剂或支架刺激胰管所致

出院后用药
手术后您可恢复您的日常用药。如果您在服用任何抗凝血药物，请咨询您的医师何时恢复这类药物的服用。

常用的处方抗凝血药物：
- 利伐沙班（拜瑞妥，Xarelto）
- 达比加群酯（泰毕全，Pradaxa）
- 阿哌沙班（艾乐妥，Eliquis）
- 肝素
- 华法林（可密定，Coumadin）
- 氯吡格雷（波立维，Plavix）
- 阿司匹林
- 依诺肝素（克赛，Lovenox）
- 替格瑞洛（倍林达，Brilinta）

随访
联系您的医师预约随访。

4.2　内镜超声引导下的 ERCP

当传统 ERCP 由于解剖问题而失败时，可实施内镜超声（endoscopic ultrasound，EUS）引导下的 ERCP。在 EUS 引导下进入胆管，随后放置导丝、扩张胆管并放置支架。

用药
- 吲哚美辛塞肛：预防急性胰腺炎
- 准备胰高血糖素：减少小肠蠕动

设备和用品
- 食管胃十二指肠镜（EGD）和十二指肠镜
- 具有纯切割/正弦波形的电外科发生器（如 ERBE 系统）
- CO_2 气泵
- 内镜超声机，内镜超声引导程序
- 3 支装有 5 ml 造影剂和 5 ml 生理盐水混合液的 10 ml 注射器（图 4.4）

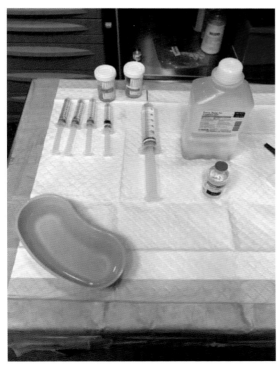

图 4.4　ERCP 基本用品：3 支装有 5 ml 造影剂和 5 ml 生理盐水混合液的 10 ml 注射器，1 支装有生理盐水的 10 ml 注射器，1 支装有生理盐水的 60 ml 注射器，1 个装有造影剂的标本杯，1 个装有生理盐水的标本杯，1 个装有生理盐水的呕吐盆，造影剂，1 瓶生理盐水（© Cristina Demone，Kelly Esponda，Stephanie Shea）

- 1 支装有生理盐水的 10 ml 注射器（图 4.4）
- 1 支装有生理盐水的 60 ml 注射器（图 4.4）
- 1 个装有造影剂的标本杯（图 4.4）
- 1 个装有生理盐水的标本杯（图 4.4）
- 1 个装有生理盐水的呕吐盆（图 4.4）
- 造影剂（图 4.5）
- 4 cm×4 cm 纱布
- Tome（MD 优先）
- 导丝（MD 优先）
- 透视导丝 0.035 直式尖头（图 4.6）
- 19 G 内镜超声穿刺针（图 4.7）
- 胆管引流 Gore 支架（图 4.8）
- 引流液收集用 Hot Axios 支架（图 4.9）
- 针状刀（图 4.10）
- 4 mm×4 cm Hurricane 扩张球囊（图 4.11）

图 4.5　造影剂（©
Cristina Demone，
Kelly Esponda，
Stephanie Shea）

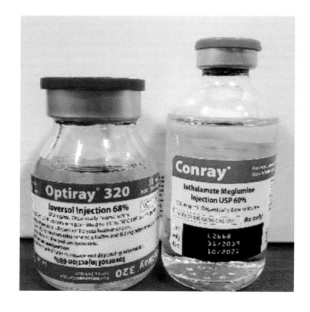

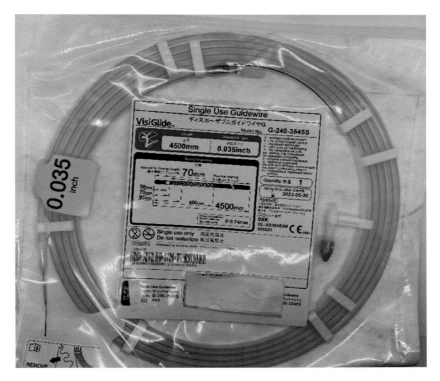

图 4.6　透视导丝（© Cristina Demone，Kelly Esponda，Stephanie Shea）

- 导丝引导的 CRE 球囊及充气装置（球囊大小取决于拟放置的支架）（图 4.12）

护理注意事项

- 手术前静脉补液。
- 如果患者正在服用抗凝血药物，记录上次服用的日期。
- 手术前、手术中和手术后评估患者的腹胀情况。
- 手术期间注气使用 CO_2 而不是空气。
- 如果患者是第一次接受 ERCP 或既往 ERCP 中没有做过乳头括约肌切开术，则要为患者连接接地电极片，以便使用电刀

图 4.7 19 G 超声内镜穿刺针（© Cristina Demone，Kelly Esponda，Stephanie Shea）

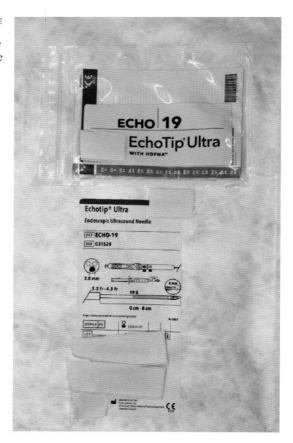

切开位于小肠与胆管和胰管连接部位的肌肉。

- 患者需要躺在透视床上。
- 使用热风加温器（Bair Hugger）保持身体温暖。
- 如果手术超过 2 h，考虑导尿。
- 备好缝合和（或）支架封堵缺损。
- 必要时预防深静脉血栓形成［如序贯压迫装置（SCD）］。

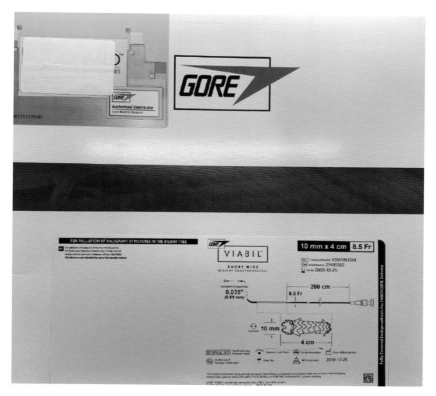

图 **4.8**　Gore 支架（© Cristina Demone，Kelly Esponda，Stephanie Shea）

4.2.1　患者宣教与出院指导

4.2.1.1　ERCP 的一般指导

ERCP 是一种医师用于治疗和诊断肝、胆囊、胆管和胰腺疾病的内镜操作。接受 ERCP 最常见的原因是黄疸、胆结石，或者胰腺、肝及胆囊肿瘤。

ERCP 用来评估一些消化系统疾病。您的消化科医师可能应用 ERCP 来评估：

- 胰腺疾病

图 **4.9** Axios 支 架（©
Cristina Demone，Kelly
Esponda，Stephanie Shea）

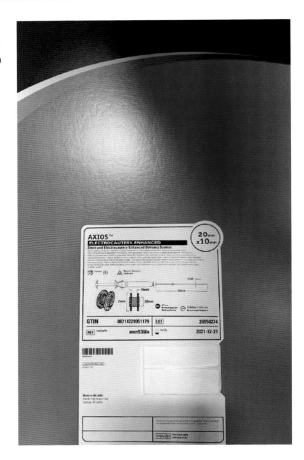

- 肝疾病
- 胆管疾病
- 可以用来查找血液、超声波或 CT 检查异常的原因

手术前

- 如果您正在服用治疗高血压、癫痫的药物，或者如果您正在
  服用泼尼松，您可在手术当天早上或至少在手术前 2 h 喝一
  小口水服用这些药物。

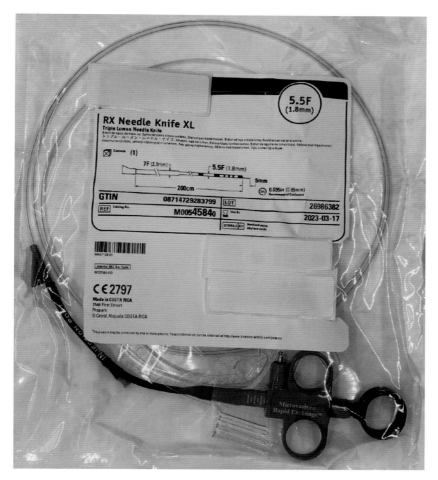

图 4.10　针状刀（© Cristina Demone，Kelly Esponda，Stephanie Shea）

- 如果您是糖尿病患者：
  - 如果您服用降糖药，手术当天**不要**服用。
  - 如果您正在使用短效胰岛素（R），手术当天**不要**使用。
  - 如果您正在使用其他胰岛素制剂，请与您的处方医师联系，以获取用药指导。

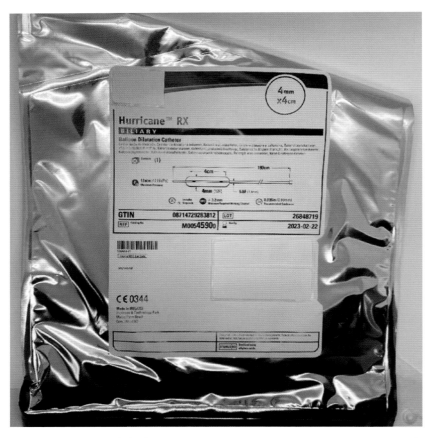

图 4.11　Hurricane 球囊（© Cristina Demone，Kelly Esponda，Stephanie Shea）

- 如果您正在服用华法林、氯吡格雷或其他抗凝血药物，请联系您的处方医师，了解何时停止服用此药物。
- 在手术前 12 h 禁饮禁食，以便食管和胃排空。
- 如果您有过敏史，请告知您的医师。

手术当日

请在手术约定时间前 1.5 h 到达。当您到达后，请登记并提供您的病史。您需要一位负责任的成年人陪伴您回家。您应随身携带

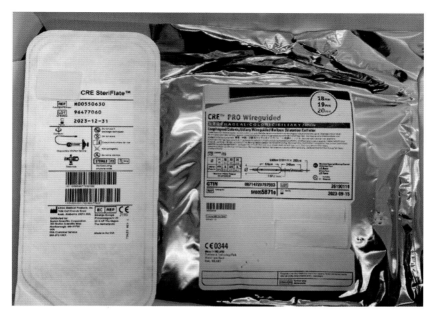

图 4.12　导丝引导的 CRE 球囊及充气装置（球囊大小取决于拟放置的支架）
（© Cristina Demone，Kelly Esponda，Stephanie Shea）

有照片的身份证件、保险卡和用药清单。

ERCP 手术期间

- 我们会开放一条静脉通路。
- 将小型塑料口垫放置在您的牙齿之间，以防止损坏内镜。
- 内镜将通过您的口腔插入您的食管、胃和十二指肠。
- 然后医师会切开一个开口进入您的胆管。
- 将造影剂注射到胆管中，并在 X 线下进行检查。随后可能进行介入治疗例如放置支架或通过球囊取出胆道结石。

手术后

手术后，您将在内镜室中麻醉苏醒。您的医师会给您介绍手术的情况。

术后 12 h 内不要开车、操作重型机械或饮酒。手术后应该回家休息。

因为您已经超过 12 h 没有吃东西，我们建议您吃一些清淡的食物，避免油炸食物、油腻食物和大量食物。炒鸡蛋、吐司和三明治都是不错的选择。如果进食清淡食物后您的胃没有感到不适，您就可以进食更多的食物。您可能会觉得胀气，因此请避免产气的食物，如豆类或碳酸饮料。

出现以下情况，立即致电您的医师：

- 排气后仍不能改善的严重腹痛或新发的腹痛
- 直肠出血，导致整个抽水马桶变红色
- 发热超过 38.5℃或出现寒战
- 呕血、呕吐黑色或咖啡样物
- 严重头晕、晕厥或胸痛

常见不良反应

- 恶心或呕吐
- 胀气、腹胀或胃肠痉挛
- 咽部不适
- 急性胰腺炎：ERCP 期间使用造影剂或支架刺激胰管所致

出院后用药

手术后您可恢复您的日常用药。如果您正在服用任何抗凝血药物，您需要和您的处方医师讨论何时恢复这些药物。

常用的处方抗凝血药物包括：

- 利伐沙班（拜瑞妥，Xarelto）
- 达比加群酯（泰毕全，Pradaxa）
- 阿哌沙班（艾乐妥，Eliquis）
- 肝素
- 华法林（可密定，Coumadin）
- 氯吡格雷（波立维，Plavix）
- 阿司匹林
- 依诺肝素（克赛，Lovenox）

- 替格瑞洛（倍林达，Brilinta）

随访

联系您的医师预约随访。

4.3　内镜超声引导下经胃 ERCP（endoscopic ultrasound directed transgastric ERCP，EDGE）

EDGE 用于既往手术改变解剖结构的患者。

EDGE 可用于胃旁路术后发生胆结石的患者。内镜超声（EUS）引导下经胃 ERCP（EDGE）从天然胃到旁路胃之间做出一个支架桥（图 4.13）。在 EUS 图像和内镜的引导下，可快速检测出胆结石位置，并放置最佳支架。该支架缩短了进入十二指肠壶腹部所需的距离，使胆结石的清除更加容易。

用药
- 吲哚美辛塞肛：预防急性胰腺炎
- 准备胰高血糖素：减少小肠蠕动

设备和用品
- 食管胃十二指肠镜（EGD）和十二指肠镜
- 具有纯切割/正弦波形的电外科发生器（如 ERBE 系统）
- CO_2 气泵
- 内镜超声机，内镜超声引导程序
- 3 支装有 5 ml 造影剂和 5 ml 生理盐水混合液的 10 ml 注射器（图 4.14）
- 1 支装有生理盐水的 10 ml 注射器（图 4.14）
- 1 支装有生理盐水的 60 ml 注射器（图 4.14）
- 1 个装有造影剂的标本杯（图 4.14）
- 1 个装有生理盐水的标本杯（图 4.14）

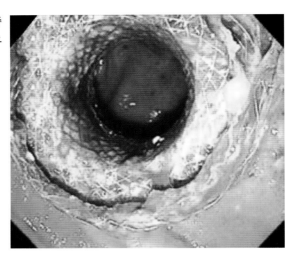

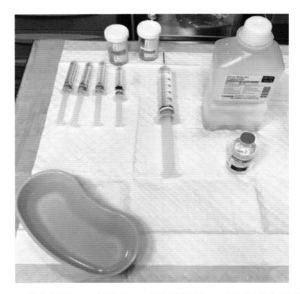

图 **4.14**   ERCP 基本用品：3 支装有 5 ml 造影剂和 5 ml 生理盐水混合液的 10 ml 注射器，1 支装有生理盐水的 10 ml 注射器，1 支装有生理盐水的 60 ml 注射器，1 个装有造影剂的标本杯，1 个装有生理盐水的标本杯，1 个装有生理盐水的呕吐盆，造影剂，1 瓶生理盐水（© Cristina Demone，Kelly Esponda，Stephanie Shea）

- 1 个装有生理盐水的呕吐盆（图 4.14）
- 造影剂（图 4.15）
- 4 cm×4 cm 纱布
- Tome（MD 优先）
- 导丝（MD 优先）

护理注意事项

- 手术前静脉补液。
- 如果患者正在服用抗凝血药物，记录上次服用的日期。
- 手术前、手术中和手术后评估患者的腹胀情况。
- 手术期间应用 CO_2 注气而不是空气。
- 如果患者是第一次接受 ERCP 或既往 ERCP 术中没有做过乳头括约肌切开术，则要为患者连接接地电极片，以便使用电刀切开位于十二指肠与胆管和胰管连接部位的肌肉。
- 患者需要躺在透视床上。
- 使用热风加温器（Bair Hugger）保持身体温暖。

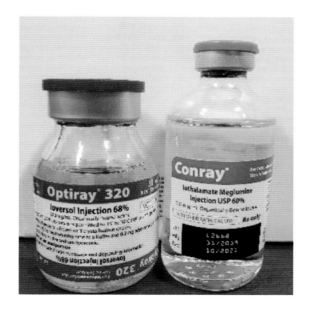

图 4.15　造影剂（© Cristina Demone，Kelly Esponda，Stephanie Shea）

- 如果手术超过 2 h，考虑导尿。
- 备好缝合和（或）支架封堵缺损。
- 必要时预防深静脉血栓形成［如序贯压迫装置（SCD）］。

4.3.1 患者宣教与出院指导

4.3.1.1 ERCP 的一般指导

ERCP 是一种医师用于治疗和诊断肝、胆囊、胆管和胰腺疾病的内镜操作。接受 ERCP 的最常见原因是黄疸、胆结石，或者胰腺、肝及胆囊肿瘤。

ERCP 用来评估一些消化系统疾病。您的消化科医师可能应用 ERCP 来评估：

- 胰腺疾病
- 肝疾病
- 胆管疾病
- 可以用来查找血液、超声波或 CT 检查异常的原因

手术前

- 如果您正在服用治疗高血压、癫痫的药物，或者如果您正在服用泼尼松，您可以在手术当天早上或至少在手术前 2 h 喝一小口水服用这些药物。
- 如果您是糖尿病患者：
  - 如果您服用降糖药，手术当天**不要**服用。
  - 如果您正在使用短效胰岛素（RI），手术当天**不要**使用。
  - 如果您正在使用其他胰岛素制剂，请与您的处方医师联系，以获取用药指导。
- 如果您正在服用华法林、氯吡格雷或其他抗凝血药物，请联系您的处方医师，了解何时停止服用此药物。
- 在手术前 12 h 禁饮禁食，以排空食管和胃的食物。
- 如果您有过敏史，请告知您的医师。

手术当日

在手术约定时间前 1.5 h 到达。当您到达后，请登记并提供病史。您需要一位负责任的成年人陪伴您回家。随身携带有照片的身份证、保险卡和您随身携带的用药清单。

ERCP 手术期间

- 我们会开放一条静脉通路。
- 将小型塑料口垫放置在您的牙齿之间，以防止损坏内镜。
- 内镜将通过您的口腔插入您的食管、胃和十二指肠。
- 然后医师会切开一个开口进入您的胆管。
- 将造影剂注射到胆管中，并在 X 线下进行检查。随后可能进行介入治疗例如放置支架或通过球囊取出胆道结石。

手术后

手术后，您将在内镜室中麻醉苏醒。您的医师会给您介绍手术的情况。

术后 12 h 内不要开车、操作重型机械或饮酒。手术后应该回家休息。

因为您已经超过 12 h 没有吃东西，我们建议您吃一些清淡的食物，避免油炸食物、油腻食物和大量食物。炒鸡蛋、吐司和三明治都是不错的选择。如果进食清淡的食物，您的胃没有感到不适，您就可以进食更多的食物。您可能会觉得胀气，因此请避免产气的食物，如豆类或碳酸饮料。

出现以下情况，立即致电您的医师：

- 排气后仍不能改善的严重腹痛或新发的腹痛
- 直肠出血，导致整个抽水马桶变红色
- 发热超过 38.5℃或出现寒战
- 呕血、呕吐黑色或咖啡样物
- 严重头晕、晕厥或胸痛

常见不良反应

- 恶心或呕吐
- 胀气、腹胀或胃肠痉挛
- 咽部不适
- 急性胰腺炎：ERCP 期间使用造影剂或支架刺激胰管所致

出院后用药

手术后您可恢复您的日常用药。如果您正在服用任何抗凝血药物，您需要和您的处方医师讨论何时恢复这些药物。

常用的处方抗凝血药物：

- 利伐沙班（拜瑞妥，Xarelto）
- 达比加群酯（泰毕全，Pradaxa）
- 阿哌沙班（艾乐妥，Eliquis）
- 肝素
- 华法林（可密定，Coumadin）
- 氯吡格雷（波立维，Plavix）
- 阿司匹林
- 依诺肝素（克赛，Lovenox）
- 替格瑞洛（倍林达，Brilinta）

随访

联系您的医师预约随访。

4.4 内镜引导下胰管引流

该技术用于不能通过 ERCP 解除胰管或胆管梗阻或不能通过手术将胰液或胆汁引流到体外的患者。这时候通过引流到胃或小肠来达到解除梗阻的目的。EUS 引导下胆管和胰管引流是利用内镜辨别何处需要放置支架以进行引流。

设备和用品

- 线阵超声内镜
- 荧光透视
- 具有纯切割 / 正弦波形的电外科发生器（如 ERBE 系统）
- CO_2 气泵
- 22 G 穿刺针（图 4.16）
- 0.18 导丝（如 Novagold）（图 4.17）
- 4 mm×4 cm 胆管扩张球囊（Hurricane）（图 4.18）
- 针状刀（备用）（图 4.19）

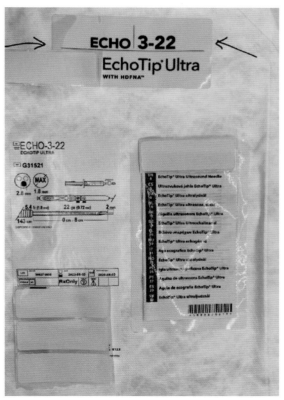

图 4.16　22 G 穿刺针（© Cristina Demone，Kelly Esponda，Stephanie Shea）

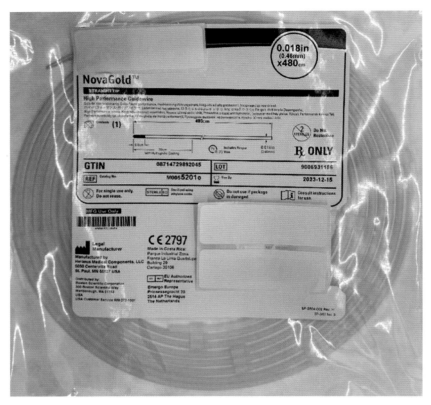

图 4.17　0.18 导丝（如 Novagold）（© Cristina Demone，Kelly Esponda，Stephanie Shea）

- Autotome 括约肌切开刀（图 4.20）

护理注意事项
- 手术前静脉补液。
- 如果患者正在服用抗凝血药物，记录上次服用的日期。
- 手术前、手术中和手术后评估患者的腹胀情况。
- 手术期间使用 CO_2 注气而不是空气。

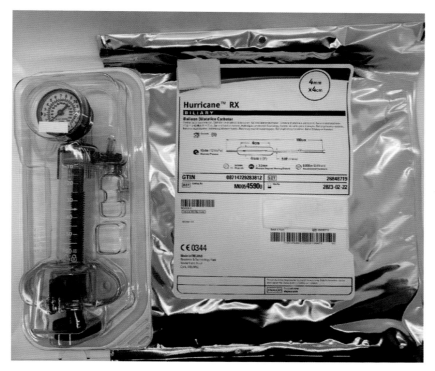

图 4.18　4 mm×4 cm 胆管扩张球囊（Hurricane）（© Cristina Demone，Kelly Esponda，Stephanie Shea）

- 患者需要躺在透视床上。
- 使用热风加温器（Bair Hugger）保持身体温暖。
- 如果手术超过 2 h，考虑导尿。
- 必要时进行深静脉血栓形成的预防 [如序贯压迫装置（SCD）]。

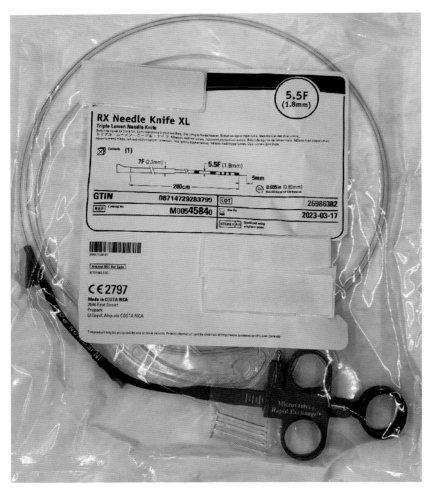

图 4.19   针状刀（© Cristina Demone，Kelly Esponda，Stephanie Shea）

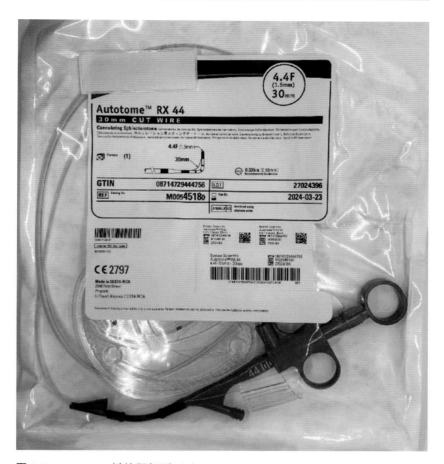

图 4.20 Autotome 括约肌切开刀（© Cristina Demone，Kelly Esponda，Stephanie Shea）

参考文献

[1] Kahaleh, M. (2021). Dr. Michel Kahaleh New Jersey gastroenterologist & world renowned
     endoscopist. Retrieved from https://www.michelkahaleh.com/

第 5 章　内镜超声技术

Cristina Demone，Kelly Esponda 和 Stephanie Shea　著
林世永　译　邓启亮　校

5.1　腹腔神经丛阻滞术

用于暂时性改善胰腺癌患者的疼痛控制。向腹腔神经丛内注射局部麻醉药，目的是阻断神经纤维传导，从而减轻疼痛的感觉。

用药
- 1 支内含 12 ml 生理盐水的注射器（图 5.1）
- 4 支内含 0.25% 布比卡因 5 ml 的注射器（图 5.1）
- 2 剂曲安奈德 40 mg（图 5.1）
- 1000 ml 静脉用生理盐水

设备与用品
- EGD 镜
- 线阵超声内镜
- CO_2 气泵
- 内镜超声机
- 给药用三通系统（图 5.1）
- 腹腔神经丛注射针（图 5.2）

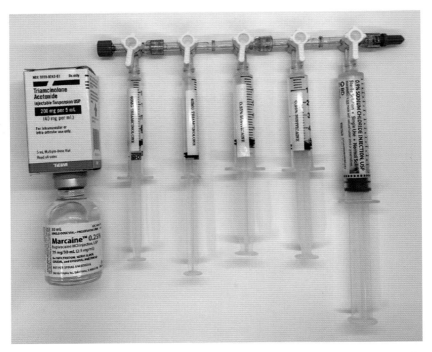

图 **5.1** 腹腔神经丛阻滞用药三通套装系统：1 支含 12 ml 生理盐水的注射器，4 支含 0.25% 布比卡因 5 ml 的注射器，2 剂曲安奈德 40 mg（© Cristina Demone，Kelly Esponda，Stephanie Shea）

护理注意事项

- 手术前静脉补液。
- 如果患者正在服用抗凝血药物，记录上次服用的日期。
- 手术前、手术中和手术后评估患者的腹胀情况。
- 手术期间注气使用 CO_2 而不是空气。
- 注意，如果患者在麻醉恢复中出现疼痛，应通知医师。注射后疼痛应该立即缓解，如果术后仍存在腹痛，可能意味着注射区域有误。
- 值得关注的并发症是高血压。为此，应该单独拟订一套恢复

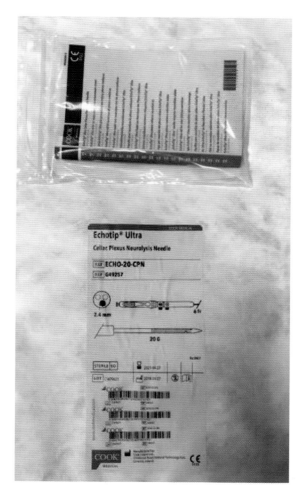

图 5.2　腹腔神经丛注射针（© Cristina Demone，Kelly Esponda，Stephanie Shea）

方案，包括监测生命体征，前半小时每 5 min 1 次，接下来
1 h 每 15 min 1 次，随后 1.5 h 每 30 min 1 次。
- 2000 ml 生理盐水。
- 恢复室观察 3 h。

5.1.1　患者宣教与出院指导

5.1.1.1　腹腔神经丛阻滞术的一般指导

为什么手术?

　　腹腔神经丛阻滞是在内镜下将药物注射到传递疼痛信号的腹腔神经丛中（腹腔神经丛是围绕腹主动脉的一束神经）。这种注射方法有助于减轻癌症或慢性胰腺炎引起的腹痛。疼痛缓解程度因人而异，有些患者疼痛能缓解数周，而有些患者能缓解数年。

手术前

- 如果您正在服用治疗高血压、癫痫的药物或者泼尼松，您可以在手术当天早上或至少在手术前 2 h 喝一小口水服用这些药物。
- 如果您是糖尿病患者：
  - 如果您服用降糖药，手术当天**不要**服用。
  - 如果您正在使用短效胰岛素（RI），手术当天**不要**使用。
  - 如果您正在使用其他胰岛素制剂，请与您的处方医师联系以获取用药指导。
- 如果您正在服用华法林、氯吡格雷或其他抗凝血药物，请联系您的处方医师，了解何时停止服用这种药物。
- 手术前 12 h 内禁食禁饮，以保证食管和胃排空。
- 如果您有过敏史，请告知您的医师。

手术当天

　　预约手术时间前 1.5 h 到达。您到达后，请登记并提供病史。您需要一位负责任的成年人陪伴您回家。随身携带有照片的身份证、保险卡和用药清单。

　　在腹腔神经丛阻滞过程中：

- 我们将开放一条静脉通路，用于输液和麻醉。
- 将小型塑料口垫放置在您的牙齿之间，以防止损坏内镜。
- 超声内镜将通过您的口腔插入您的食管。

- 内镜医师在内镜超声下看到腹腔神经时，通过针注入相应药物。

手术后

手术后，您将在内镜室中麻醉苏醒。手术后，您将在麻醉恢复区留观 3 h，接受监测与静脉输液。您的医师会给您介绍手术的情况。

手术后 12 h 内不要开车、操作重型机械或饮酒。术后您应该回家休息。

因为您已经超过 12 h 没有吃东西，我们建议您进食清淡食物。请避免油炸食物、高脂食物和大量食物。炒鸡蛋、吐司和三明治都是不错的选择。如果清淡饮食后，没有出现胃部不适感，您就可以进食更多食物。您可能会觉得胀气，因此请避免选择产气的食物，如豆类或碳酸饮料。

出现以下情况，立即致电您的医师：

- 排气后仍然不能改善的严重腹痛或新发腹痛
- 直肠出血，导致整个抽水马桶变红色
- 发热超过 38.5℃或出现寒战
- 呕血，呕吐黑色或咖啡样物
- 严重头晕、晕厥或胸痛

常见的不良反应

- 恶心、呕吐和腹泻
- 胀气、腹胀或胃肠痉挛
- 咽部不适
- 低血压和头晕

出院后用药

手术后您可恢复您的日常用药。如果您正在服用抗凝血药物，请咨询您的医师何时恢复这类用药。

常用的处方抗凝血药物：

- 利伐沙班（拜瑞妥，Xarelto）

- 达比加群酯（泰毕全，Pradaxa）
- 阿哌沙班（艾乐妥，Eliquis）
- 肝素
- 华法林（可密定，Coumadin）
- 氯吡格雷（波立维，Plavix）
- 阿司匹林
- 依诺肝素（克赛，Lovenox）
- 替格瑞洛（倍林达，Brilinta）

随访
联系您的医师预约随访。

5.2　腹腔神经丛溶解术

腹腔神经丛溶解术用于改善胰腺癌的疼痛控制，是一种永久性解决疼痛问题的方法。该技术通过向腹腔神经丛注射局部麻醉药和无水乙醇来损毁传递疼痛的组织。

用药
- 1 支内含 12 ml 生理盐水的注射器（图 5.3）
- 2 支内含 0.25% 布比卡因 5 ml 的注射器（图 5.3）
- 1 剂 20 ml 无水乙醇（图 5.3）
- 1 L 静脉用生理盐水

设备与用品
- 线阵超声内镜
- CO_2 气泵
- 内镜超声机
- 胃镜和线阵超声探头
- 腹腔神经丛溶解术用针（图 5.4）

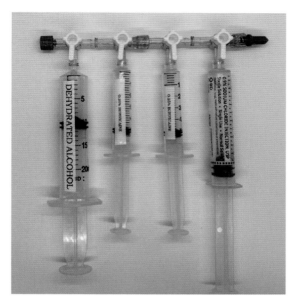

图 5.3　腹腔神经丛溶解术给药三通系统套装：1 支含 12 ml 生理盐水的注射器，2 支内含 0.25% 布比卡因 5 ml 的注射器，1 剂 20 ml 无水乙醇（© Cristina Demone，Kelly Esponda，Stephanie Shea）

护理注意事项

- 手术前静脉补液。
- 如果患者正在服用抗凝血药物，记录上次服用的日期。
- 手术前、手术中和手术后评估患者的腹胀情况。
- 手术期间注气使用 CO_2 而不是空气。
- 注意，如果患者在恢复时出现疼痛，应通知医师。注射后疼痛应该立即缓解，如果术后仍存在腹痛，可能意味着注射区域有误。
- 值得关注的并发症是直立性低血压和头晕，应该单独拟订一套恢复方案。
- 静脉输注 2 L 生理盐水。
- 恢复室留观 3 h。

图 5.4　腹腔神经
丛溶解术用针（©
Cristina Demone，
Kelly Esponda，
Stephanie Shea）

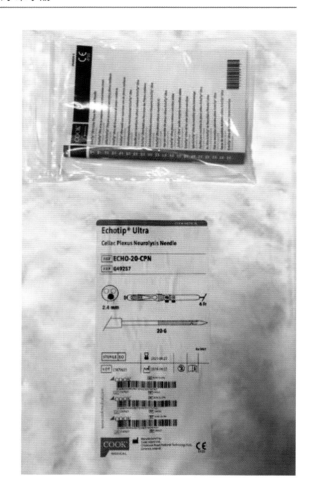

5.2.1　患者宣教与出院指导

5.2.1.1　腹腔神经丛溶解术的一般指导

为什么手术？

腹腔神经丛阻滞术（译者注：原文如此，应为"腹腔神经丛溶解术"）是在内镜下将药物注射到传递疼痛信号的腹腔神经丛（围绕腹主动脉的一束神经）中。这种注射将永久性阻断癌症或慢性胰腺炎引起的腹痛。

手术前

- 如果您正在服用治疗高血压、癫痫的药物或者泼尼松，您可以在手术当天早上或至少在手术前 2 h 喝一小口水服用这些药物。
- 如果您是糖尿病患者：
  - 如果您服用降糖药，手术当天**不要**服用。
  - 如果您正在使用短效胰岛素（RI），手术当天**不要**使用。
  - 如果您正在使用其他胰岛素制剂，请与您的处方医师联系以获取用药指导。
- 如果您正在服用华法林、氯吡格雷或其他抗凝血药物，请联系您的处方医师，了解何时停止服用这种药物。
- 手术前 12 h 内禁食禁饮，以保证食管和胃排空。
- 如果您有过敏史，请告知您的医师。

手术当天

预约手术时间前 1.5 h 到达。您到达后，请登记并提供病史。您需要一位负责任的成年人陪伴您回家。随身携带有照片的身份证、保险卡和用药清单。

在手术过程中：

- 我们将开放一条静脉通路，用于输液和麻醉。
- 将小型塑料口垫放置在您的牙齿之间，以防止损坏内镜。
- 超声内镜将通过您的口腔插入食管。
- 内镜医师在内镜超声下看到腹腔神经时，将通过针注入相应药物。

手术后

手术后，您将在内镜室中麻醉苏醒。手术后，您将在麻醉恢复区留观 3 h，接受监测和静脉输液。您的医师会给您介绍手术的情况。

结肠镜检查后（译者注：原文如此，应为"腹腔神经丛溶解手术后") 12 h 内不要开车、操作重型机械或饮酒。术后您应该回家休息。

因为您已经超过 12 h 没有进食，我们建议您进食清淡食物。避免油炸食物、油腻食物和大量食物。炒鸡蛋、吐司和三明治都是不错的选择。如果清淡饮食后，没有出现胃部不适，您就可以进食更多食物。您可能会觉得胀气，因此请避免选择产气的食物，如豆类或碳酸饮料。

出现以下情况，立即致电您的医师：

- 排气后仍然不能改善的严重腹痛或新发腹痛
- 直肠出血，导致整个抽水马桶变红色
- 发热超过 38.5 ℃ 或出现寒战
- 呕血，呕吐黑色或咖啡样物
- 严重头晕、昏厥或胸痛

常见的不良反应

- 恶心、呕吐和腹泻
- 胀气、腹胀或肠痉挛
- 咽部不适
- 低血压和头晕

出院后用药

手术后您可恢复您的日常用药。如果您在服用抗凝血药物，请咨询您的医师何时恢复这类药物的服用。

常用的处方抗凝血药物：

- 利伐沙班（拜瑞妥，Xarelto）
- 达比加群酯（泰毕全，Pradaxa）
- 阿哌沙班（艾乐妥，Eliquis）
- 肝素
- 华法林（可密定，Coumadin）
- 氯吡格雷（波立维，Plavix）
- 阿司匹林

- 依诺肝素（克赛，Lovenox）
- 替格瑞洛（倍林达，Brilinta）

随访

联系您的医师预约随访。

5.3 内镜超声引导下肝活检术

内镜超声引导下细针抽吸术是一种微创技术，可用于对胃肠道周围的病变进行组织活检。手术期间，将一种配有超声的特殊内镜插入食管下行至胃或小肠。目前在对机体内直视加上超声引导下，能显现胃肠道最深层以及沿胃肠道邻近结构如胰腺、肝和淋巴结。显现目标后，从内镜通道伸出活检针在超声引导下进入病变位点获取细胞，由病理学医师进行检查。

用药
- 肝素（500 U/5 ml）——用来冲洗活检针腔

设备与用品
- 线阵超声内镜
- 具备纯切或正弦波形的电外科发生器（如 ERBE 系统）
- CO_2 气泵
- 内镜超声机
- 19 G 细针穿刺活检针——拔掉针芯（图 5.5）
- 抽吸注射器——含 2 ml 生理盐水的 20 ml 抽吸式注射器（图 5.5）

护理注意事项
- 手术前静脉补液。
- 如果患者正在服用抗凝血药物，记录上次服用的日期。
- 手术前、手术中和手术后评估患者的腹胀情况。
- 手术期间注气使用 CO_2 而不是空气。

图 **5.5**　19 G 细针穿刺活检针带含 2 ml 生理盐水的抽吸式注射器（© Cristina Demone，Kelly Esponda，Stephanie Shea）

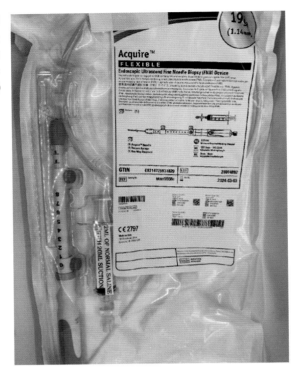

5.3.1　患者宣教与出院指导

5.3.1.1　内镜超声的一般指导

为什么行内镜超声?

内镜超声是一种低风险的诊断性操作。它结合了两种技术：

- 内镜检查：医师向患者体内插入一根发光细管
- 超声检查：利用高频声波获得详细的图像

内镜超声可用于评估和诊断的上、下消化道疾病，包括：

- 检出小肿瘤或积液
- 胃肠道癌的分期
- 发现胆道结石

手术前

准备 / 饮食

- **对于下消化道手术**，采用流质饮食加泻药或灌肠的方案来清洁肠道，操作前 12 h 内禁食禁饮。
- 清流质饮食可以摄入以下食物（如果您是糖尿病患者，只要它不含糖，就可以遵循这种饮食）：
  - 水（普通水、含碳酸的水或风味水）
  - 不含果肉的果汁，如苹果汁或白葡萄汁
  - 水果味饮料，如混合型果汁或柠檬水
  - 碳酸饮料，包括深色汽水（可乐和根汁汽水）
  - 非红色明胶
  - 不加奶或奶油的茶或咖啡
  - 非红色运动饮料
  - 无渣**无脂**肉汤（肉羹或清汤）
  - 蜂蜜或糖
  - 硬糖，如柠檬水果糖或薄荷球
  - 不加奶、小块水果、籽或坚果碎片的冰棍
- **对于上消化道手术**，操作前 12 h 内禁食禁饮，以保证食管和胃排空。

用药

- 如果您正在服用治疗高血压、癫痫的药物或者泼尼松，您可以在手术当天早上或至少在手术前 2 h 喝一小口水服用这些药物。
- 如果您是糖尿病患者：
  - 如果您服用降糖药，手术当天**不要**服用。
  - 如果您正在使用短效胰岛素（RI），手术当天**不要**使用。
  - 如果您是使用其他胰岛素制剂，请与您的处方医师联系以获取用药指导。
- 如果您正在服用华法林、氯吡格雷或其他抗凝血药物，请联

系您的处方医师，了解何时停止服用这种药物。

- 如果您有过敏史，请告知您的医师。

手术当天

您的手术将在医院内镜室完成。

手术当日如果您要迟到或有任何问题，请致电。

预约手术时间前 1.5 h 到达。您到达后，请登记并提供病史。您需要一名负责任的成年人陪伴您回家。随身携带有照片的身份证、保险卡和用药清单。

内镜超声过程中：

- 我们将开放一条静脉通路，用于输液、麻醉和给予抗生素。
- 内镜通过您的口腔或直肠进入您体内，医师在邻近显示器上观察影像。

手术后

手术后，您将在内镜室中麻醉苏醒。您的医师会给您介绍手术的情况。

手术后 12 h 内请勿开车、操作重型机械或饮酒。手术后，您应该回家休息。

手术后，摄入大量液体来补充水分非常重要。

因为您已经超过 12 h 没有吃东西，我们建议您吃一些清淡的食物。避免油炸食物、油腻食物和大量食物。炒鸡蛋、吐司和三明治都是不错的选择。如果进食清淡的食物，您的胃没有感到不适，您就可以进食更多的食物。您可能会觉得胀气，因此请避免选择产气的食物，如豆类或碳酸饮料。

出现以下情况，立即致电您的医师：

- 排气后仍不能改善的严重腹痛或新发的腹痛
- 直肠出血，导致整个抽水马桶变红色
- 发热超过 38.5℃或出现寒战
- 呕血、呕吐黑色或咖啡样物
- 严重头晕、昏厥或胸痛

常见的不良反应

- 咽痛
- 恶心或呕吐
- 胀气、腹胀或胃肠痉挛

手术后用药

手术后您可恢复您的日常用药。如果您在服用抗凝血药物，请咨询您的医师何时恢复这类药物的服用。

常用的处方抗凝血药物：

- 利伐沙班（拜瑞妥，Xarelto）
- 达比加群酯（泰毕全，Pradaxa）
- 阿哌沙班（艾乐妥，Eliquis）
- 肝素
- 华法林（可密定，Coumadin）
- 氯吡格雷（波立维，Plavix）
- 阿司匹林
- 依诺肝素（克赛，Lovenox）
- 替格瑞洛（倍林达，Brilinta）

随访

联系您的医师预约随访。

5.4 经胃囊肿引流术

胰腺炎或胰腺炎症患者有产生胰腺假性囊肿的风险，这种囊肿是胰腺周围的一种封闭式积液。胰腺炎患者存在并发胰腺假性囊肿的风险（图 5.6）。这种积液可引起患者疼痛或导致胰腺周围假性囊肿本身感染或身体其他部位感染。临床医师利用内镜超声能确定体内所有积液的位置，然后，在内镜引导下通过放置支架或小管将积液直接引流入胃肠道。这样，患者可以自己排出和处理假性囊肿中的积液。

图 5.6 经胃囊肿引流术中胰腺积液的收集（© Dr Michel Kahaleh [1]）

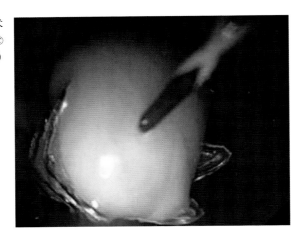

用药

- 吲哚美辛塞肛：预防胰腺炎
- 胰高血糖素 1 mg：减少小肠蠕动

设备与用品

- 食管胃十二指肠（EGD）镜与十二指肠镜
- 具备纯切或正弦波形的电外科发生器（如 ERBE 系统）
- CO_2 气泵
- 内镜超声机
- 3 支含生理盐水稀释造影剂的 10 ml 注射器
- 1 支充满生理盐水的 10 ml 注射器（图 5.7）
- 1 支充满生理盐水的 60 ml 注射器（图 5.7）
- 造影剂（图 5.8）

图 5.7 1 支充满生理盐水的 10 ml 注射器，1 支充满生理盐水的 60 ml 注射器（© Cristina Demone，Kelly Esponda，Stephanie Shea）

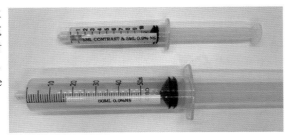

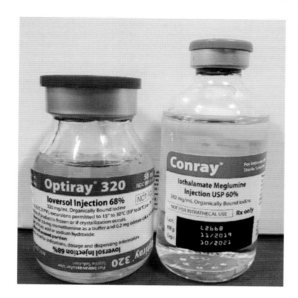

图 5.8　造影剂（© Cristina Demone，Kelly Esponda，Stephanie Shea）

- 1000 ml 生理盐水
- 4×4 纱布
- Tome（MD 优先）
- 导丝（MD 优先）
- 0.035 英寸直线长度的可视导丝（图 5.9）

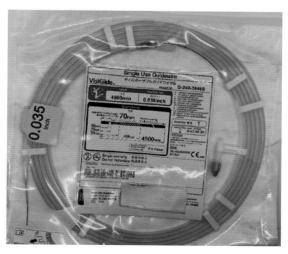

图 5.9　0.035 英寸可视导丝（© Cristina Demone，Kelly Esponda，Stephanie Shea）

- 19 G 穿刺针（图 5.10）
- 胆管引流用 Gore 支架（图 5.11）
- 积液收集用 Hot Axios 支架（译者注：一步式双蘑菇头支架）（图 5.12）
- 针状刀（图 5.13）
- 4×4 Hurricane 球囊（图 5.14）

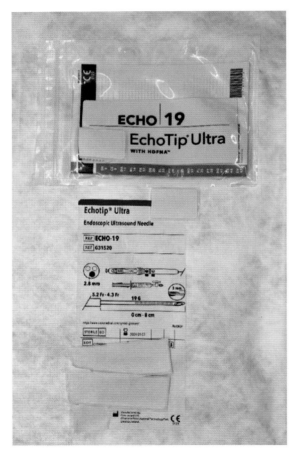

图 5.10 19 G 穿刺针（© Cristina Demone，Kelly Esponda，Stephanie Shea）

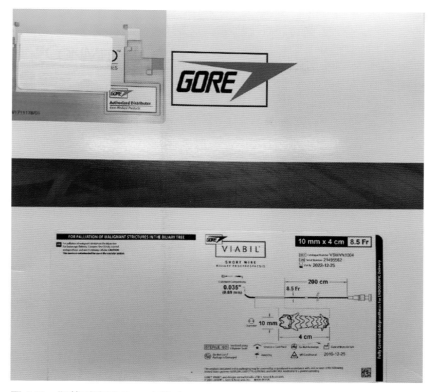

图 5.11　胆管引流用 Gore 支架（© Cristina Demone，Kelly Esponda，Stephanie Shea）

- CRE 导丝引导球囊及充气装置（球囊大小取决于所放置的支架）（图 5.15）

护理注意事项
- 术前静脉补液。
- 如果患者正在服用抗凝血药物，记录上次服用的日期。
- 手术前、手术中和手术后评估患者的腹胀情况。
- 手术期间注气使用 CO_2 而不是空气。

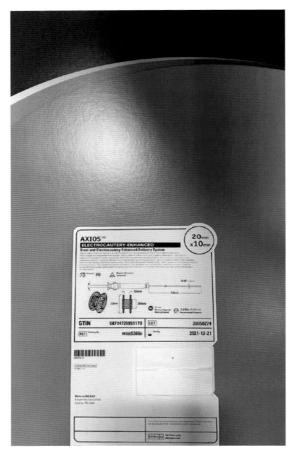

图 5.12　Hot axios 支架（© Cristina Demone，Kelly Esponda，Stephanie Shea）

- 患者需要躺在透视床上。
- 使用热风加温器（Bair Hugger）保持身体温暖。
- 如果操作时间超过 2 h，考虑导尿。
- 必要时进行深静脉血栓的预防［如序贯压迫装置（SCD）］。

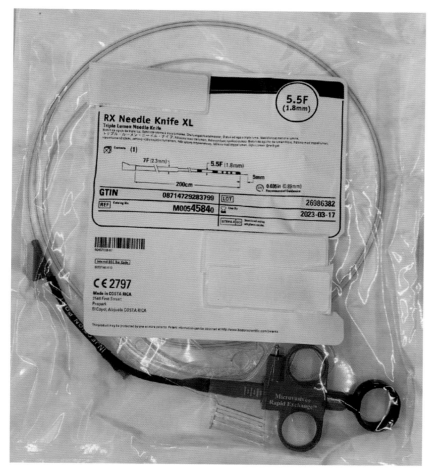

图 5.13 针状刀（© Cristina Demone，Kelly Esponda，Stephanie Shea）

5.4.1 患者宣教与出院指导

5.4.1.1 经胃囊肿引流术（译者注：原文为"内镜超声"，应为"经胃囊肿引流术"）的一般指导

为什么行内镜超声？

内镜超声是一种低风险的诊断性操作。它结合了两种技术：

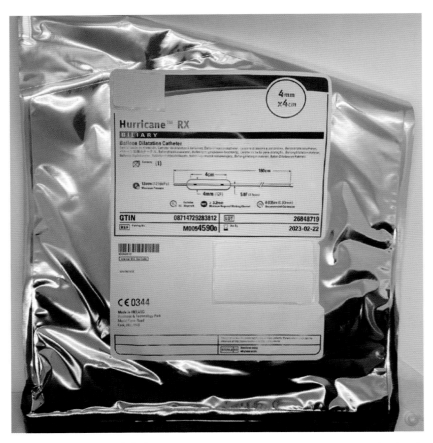

图 5.14   Hurricane 球囊（© Cristina Demone，Kelly Esponda，Stephanie Shea）

- 内镜检查：医师向你体内插入一根发光细管
- 超声检查：利用高频声波获得详细的影像

内镜超声可用于评估和诊断的上、下消化道疾病，包括：

- 检出小肿瘤
- 进行胃肠道癌的分期
- 发现胆道结石

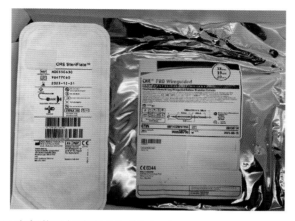

图 5.15　CRE 充气装置与球囊（© Cristina Demone，Kelly Esponda，Stephanie Shea）

手术前

准备 / 饮食

- **对于下消化道手术**，采用流质饮食加泻药或灌肠的方案来清洁肠道，另外要在手术前 12 h 内禁食禁饮。
- 清流质饮食可以摄入以下食物（如果您是糖尿病患者，只要它不含糖就可以遵循这种饮食）：
  - 水（普通水、含碳酸的水或风味水）
  - 不含果肉的果汁，如苹果汁或白葡萄汁
  - 水果味饮料，如混合型果汁或柠檬水
  - 碳酸饮料，包括深色汽水（可乐和根汁汽水）
  - 非红色明胶
  - 不加奶或奶油的茶或咖啡
  - 非红色运动饮料
  - 无渣**无脂**肉汤（肉羹或清汤）
  - 蜂蜜或糖
  - 硬糖，如柠檬水果糖或薄荷球
  - 不加奶、小块水果、籽或坚果碎片的冰棍

- **对于上消化道手术**，在手术前 12 h 内禁食禁饮，以保证食管和胃排空。

用药

- 如果您正在服用治疗高血压、癫痫的药物或者泼尼松，您可以在手术当天早上或至少在手术前 2 h 喝一小口水服用这些药物。
- 如果您是糖尿病患者：
  - 如果您服用降糖药，手术当天**不要**服用。
  - 如果您正在使用短效胰岛素（RI），手术当天**不要**使用。
  - 如果您是使用其他胰岛素制剂，请与您的处方医师联系以获取用药指导。
- 如果您正在服用华法林、氯吡格雷或其他抗凝血药物，请联系您的处方医师，了解何时停止服用这种药物。
- 如果您有过敏史，请告知您的医师。

手术当天

您的手术将在医院的内镜室完成。

手术当天如果您要迟到或有任何问题，请致电。

预约手术时间前 1.5 h 到达。到达后，请登记并提供病史。您需要一名负责任的成年人陪伴您回家。随身携带有照片的身份证、保险卡和用药清单。

内镜超声操作过程中：

- 我们将开放一条静脉通路，用于输液、麻醉和给予抗生素。
- 内镜通过您的口腔或直肠进入您体内，医师在邻近显示器上观察影像。

手术后

手术后，您将在内镜室中麻醉苏醒。您的医师会给您介绍手术的情况。如果病情需要，手术后您可能收住院接受术后观察和进一步治疗。

术后 12 h 内请勿开车、操作重型机械或饮酒。手术后您应该回家休息。

手术后，摄入大量液体来补充水分非常重要。

因为您已经超过 12 h 没有进食，我们建议您清淡饮食。请避免油炸食物、油腻食物和大量饮食。炒鸡蛋、吐司和三明治都是不错的选择。如果清淡饮食后，没有出现胃部不适，您就可进食更多食物。您可能会觉得胀气，因此请您避免选择产气的食物，如豆类或碳酸饮料。

出现以下情况，立即致电您的医师：

- 排气后仍然不能改善的严重腹痛或新发腹痛
- 直肠出血，导致整个抽水马桶变红色
- 发热超过 38.5℃或出现寒战
- 呕血，呕吐黑色或咖啡样物
- 严重头晕、昏厥或胸痛

参考文献

[1] Kahaleh, M. (2021). Dr. Michel Kahaleh New Jersey gastroenterologist & world renowned endoscopist.

第 6 章　胰腺积液技术

Cristina Demone　著
吴雄健　译　邓启亮　校

对于重症胰腺炎合并有胰腺坏死的患者，可以实施坏死组织清除术。胰腺积液手术用于清除坏死组织和积液。

胰腺炎可能引起积液（胰腺假性囊肿）（图 6.1），这种积液可能固化，成为凝胶状物质，即使放置了支架。如果积液凝固成凝胶状，液体将不能通过支架（图 6.2）排出进入胃肠道。为了清除这种积聚物，必须实施坏死组织清除术，这种手术是利用内镜进入支架植入的通道，每次清除一小部分凝胶状积聚物。虽然这个手术能多次反复清除，但是必须将积液引流出来并阻止积聚，否则会导致更多的并发症。

6.1　设备

- 奥林巴斯 1T 内镜
- 具有纯切割 / 正弦波形的电刀（如 ERBE 系统）
- CO_2 气泵
- Roth 网取组织器（图 6.3）
- 鼠齿钳（图 6.4）
- 螺旋圈套器（图 6.5）

图 6.1 坏死性积聚物的清除（© Michel Kahaleh［1］）

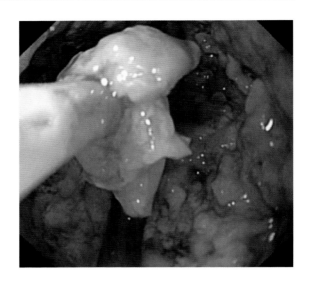

图 6.2 胰腺坏死组织清除后 Axios 支架植入（© Michel Kahaleh［1］）

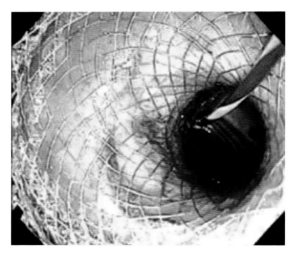

- Hydra 套装导丝（图 6.6）（译者注：原文此处为 Trapezoid Basket，应为 Hydra Jagwire 才与图片相符）
- Trapezoid Basket 一体式取石 / 碎石网篮（图 6.7）（译者注：原文此处为 Hydra Jagwire，应为 Trapezoid Basket 才与图片相符）

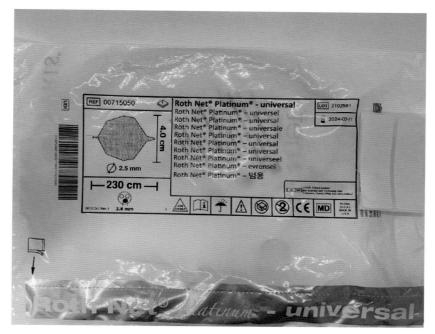

图 6.3　Roth 网取组织器（© Cristina Demone，Kelly Esponda，Stephanie Shea）

- 过氧化氢与无菌水的浓度为 1∶5（图 6.8）
- 2 支 60 ml 注射器（10 ml 过氧化氢与 50 ml 生理盐水混合）
- X 线透视检查

6.2　护理注意事项

- 患者入院时通常患有感染性胰腺炎。
- 患者经常需要多次手术来清除坏死物质。
- 手术第一步是放置 Axios 支架，以进入积液处。
- 如果患在服用抗凝血药物，记录最后一次服用日期。
- 手术前、手术中和手术后评估患者的腹胀情况。

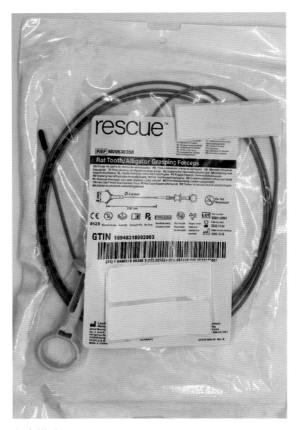

图 6.4　鼠齿钳（© Cristina Demone，Kelly Esponda，Stephanie Shea）

- 手术期间使用 CO_2 注气而不是空气。
- 患者需要躺在 X 线透视床上。
- 使用热风加温器（Bair Hugger）保持身体温暖。
- 如果手术时间超过 2 h，考虑导尿。
- 必要时进行深静脉血栓的预防［如序贯压迫装置（SCD）］。

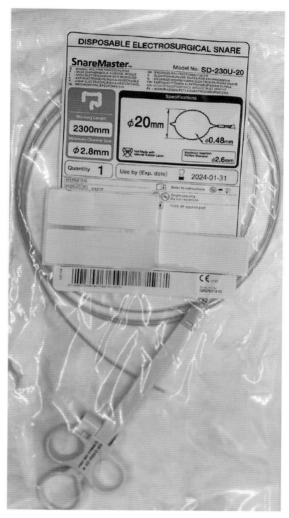

图 6.5　螺旋圈套器（© Cristina Demone，Kelly Esponda，Stephanie Shea）

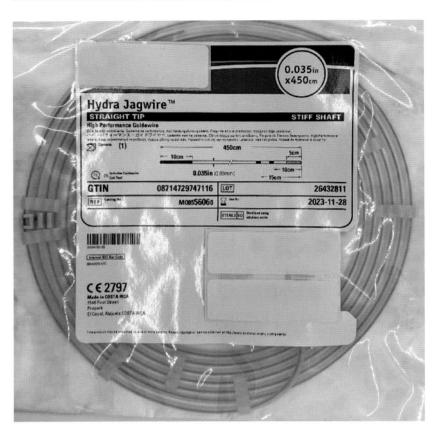

图 6.6 Hydra 套装导丝（© Cristina Demone，Kelly Esponda，Stephanie Shea）

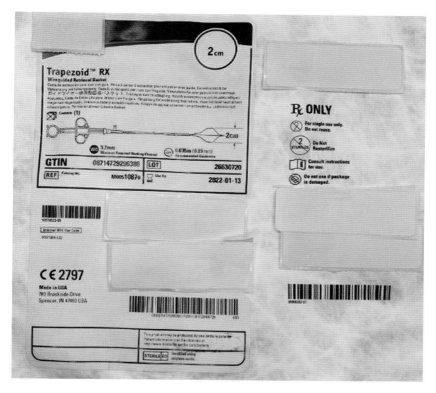

图 6.7　一体式取石 / 碎石网篮（© Cristina Demone，Kelly Esponda，Stephanie Shea）

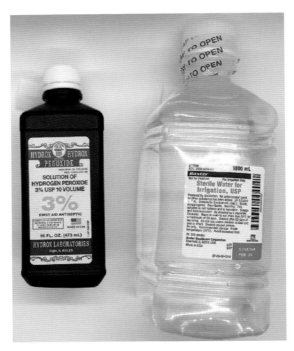

图 6.8　过氧化氢与无菌水以 1∶5 浓度混合（© Cristina Demone，Kelly Esponda，Stephanie Shea）

参考文献

[1] Kahaleh, M. (2021). Dr. Michel Kahaleh New Jersey gastroenterologist & world renowned endoscopist. Retrieved from https://www.michelkahaleh.com/

第 7 章　内镜减重术

Cristina Demone，Kelly Esponda，和 Stephanie Shea　著
吴雄健　译　邓启亮　校

7.1　内镜袖状胃成形术

内镜袖状胃成形术（endoscopic sleeve gastroplasty，ESG）是一种减少患者胃容积的手术。通过减少胃的容积，患者会更快产生饱腹感，从而减少卡路里的摄取。结合适当的饮食和锻炼，行 ESG 患者的减重疗法速度有望加快。

其他类似的手术是切除大部分胃组织，而 ESG 是将胃本身折叠起来，然后把胃缝成管状（图 7.1 和图 7.2），从而有效地减少 70% 的胃容积。

ESG 是一种首选的减重疗法手段，因为患者能够通过自己的努力实现其减重目标。ESG 后，在消化科医师、营养学医师、内分泌科医师、精神科医师以及运动治疗师组成的团队的帮助下，将指导患者如何正确地减重。

用药
- 手背静脉注射左氧氟沙星（levaquin intravenous piggyback，IVPB）
- 透皮东莨菪碱——仅用于食管手术
- 泮托拉唑 40 mg 静脉推注——仅用于食管手术

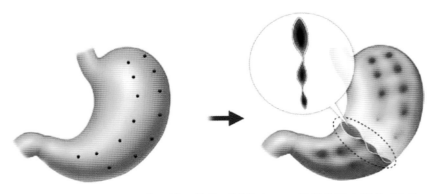

图 7.1　胃上点状代表缝合区域，横截面图代表 ESG 后胃的剩余部分（© Dr. Michel Kahaleh［1］）

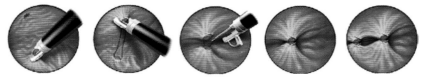

图 7.2　缝合技术（© Dr. Michel Kahaleh［1］）

- 庆大霉素腔内冲洗液：2 支装有 40 mg 庆大霉素稀释于 60 ml 生理盐水的注射器（图 7.3）

设备和用品

- 食管胃十二指肠镜（EGD）
- 双通道高频示波器
- 具有纯切割 / 正弦波形的电外科发生器（如 ERBE 系统）
- CO_2 气泵
- 一个锁边缝合装置（图 7.4 和图 7.5）
- 5 ～ 12 个内镜缝合设备（图 7.6）
- 5 ～ 12 个缝合线（图 7.6）
- 一个组织螺旋锚（图 7.7）
- APC 直射导管

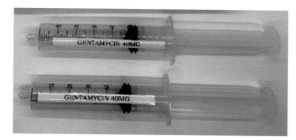

图7.3　庆大霉素腔内冲洗液：2支装有40 mg庆大霉素稀释于60 ml生理盐水的注射器（© Cristina Demone，Kelly Esponda，Stephanie Shea）

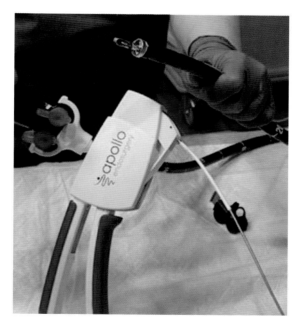

图7.4　锁边缝合装置（© Cristina Demone，Kelly Esponda，Stephanie Shea）

- 接地垫
- 一个弯盘
- 一支带蓝色针尖的 60 ml 注射器
- 润滑剂

护理注意事项

- 术前准备包括营养咨询和心理咨询。
- 术前静脉补液。

图 7.5 锁边缝合装置 (© Cristina Demone，Kelly Esponda，Stephanie Shea)

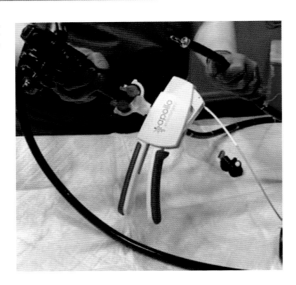

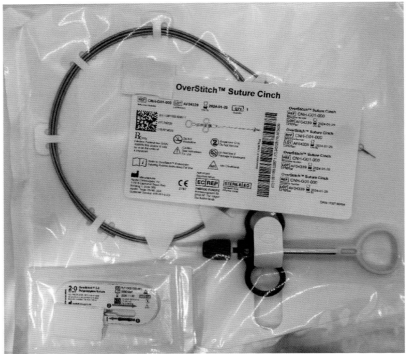

图 7.6 内镜缝合设备，缝合线 (© Cristina Demone，Kelly Esponda，Stephanie Shea)

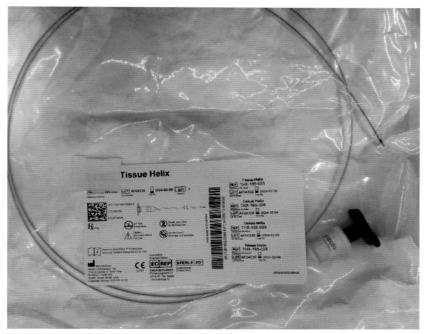

图 **7.7**　组织螺旋锚（© Cristina Demone，Kelly Esponda，Stephanie Shea）

- 确保患者在手术前一天应用东莨菪碱和阿瑞匹坦胶囊，以预防恶心和呕吐。
- 如果患者正在服用抗凝血药物，记下上次服用的日期。
- 在手术前、手术中和手术后评估患者的腹胀情况。
- 手术期间应用 CO_2 注气而不是空气。
- 应用热风加温器（Bair Hugger）保持身体温暖。
- 如果手术时间超过 2 h，考虑导尿。
- 必要时进行深静脉血栓形成的预防［如序贯压迫装置（SCD）］。
- 患者应取左侧卧位。
- 记录手术中使用的缝合线数量。
- 患者收入院进行病情观察、止痛和补液。

7.2 患者宣教和出院指导

7.2.1 内镜袖状胃成形术的一般指导

7.2.1.1 为什么手术？

内镜袖状胃成形术是一种较新型的减重手术。它利用内镜缝合装置减小您的胃容量，而不需要进行外科手术。

7.2.1.2 术前一天

饮食

- 在手术的前一天，需清流质饮食（任何清亮可见底的食物）。
- 清流质饮食的食物有以下几种（如果您是糖尿病患者，只要不含糖，即可进食以下食物）：
  - 水（纯水、碳酸水或调味水）
  - 不含果肉的果汁，例如苹果汁或白葡萄汁
  - 水果味饮料，例如水果混合饮料或柠檬水
  - 碳酸饮料，包括黑苏打水（可乐和根汁汽水）
  - 明胶（非红色）
  - 没有加牛奶或奶油的茶或咖啡
  - 运动饮料（非红色）
  - 无渣**无脂**肉汤（肉汤或清汤）
  - 蜂蜜或糖
  - 硬糖，例如柠檬糖或薄荷糖
  - 不含牛奶、小块水果、籽或坚果的冰棒
- 您应该在午夜 12 点后禁食。

用药

- 如果您正在服用治疗高血压、癫痫的药物，或者在服用泼尼松，您可以在手术当天早上或手术前至少 2 h 喝一小口水来服用这些药物。

- 如果您是糖尿病患者：
  - 如果您在服用降糖药，手术当天**不要**服用。
  - 如果您正在使用短效胰岛素（RI），手术当天停用。
  - 如果您正在使用其他胰岛素制剂，请与您的处方医师联系，以获取用药指导。
- 如果您正在服用华法林、氯吡格雷或其他抗凝血药物，请联系您的处方医师，了解何时停止服用这种药物。
- 如果您有过敏史，请告知您的医师。
- **手术前一天晚上约 6 点**，按照说明**将东莨菪碱贴片贴在耳后**。

7.2.1.3　手术当天

您的手术将在医院的内镜检查室进行。

手术当天如果您要迟到或有任何问题，请致电。

- 在手术当天早上 6 点可喝一小口水来服用阿瑞匹坦胶囊。

预定手术时间前 1.5 h 到达。您到达后，请登记并提供您的病史。

内镜袖状胃成形术期间：
- 我们将开放一条静脉通路，用于输注液体、麻醉和抗生素。
- 利用带摄像头的内镜和内镜缝合装置进行手术。
- 内镜通过插入您的咽部进入胃内，它所带的微型摄像头允许医师在不做切开的情况下进行观察和手术。
- 医师使用内镜在胃部缝合大约 12 针，使其形状像一根管子，从而限制您的身体吸收卡路里。

7.2.1.4　手术后

手术后，您将在内镜检查室中麻醉苏醒。您的医师会向您介绍手术情况。您可能留院短暂观察，或者如果您感觉良好，可以出院回家。

7.2.1.5 常见的不良反应

- 胃痉挛
- 恶心
- 积气
- 脱水

7.2.1.6 出院后用药

您将服用多种药物，以下是每种药物的服用时间。

常规药物（请在手术后定期服用）

- 抑酸药物（奥美拉唑镁缓释片，埃索美拉唑或奥美拉唑），每日 2 次，连续 2 周。
- 抗生素（阿莫西林-克拉维酸钾或左氧氟沙星），按处方用药 3 天。

对症用药：

- **疼痛（止痛药应在手术当天开出处方）**

含可待因的泰诺混悬液，每 6 h 最多 15 ml，或曲马多（碾碎），每 6 h 1 ～ 2 片。

恶心：

- 硫酸莨菪碱处方用药，最长为 1 周。
- 东莨菪碱贴片，每 72 h 更换一次。
- 昂丹司琼每 4 h 5 ml（4 mg），或每 8 h 8 mg。
- 丙氯拉嗪栓剂 25 mg（一粒），每 12 h 一次。

便秘：

- 聚乙二醇，每天 1 瓶盖（溶于约 120 ml 水中）。

7.2.1.7 随访

重要的是术后 1 周内安排上消化道（X 射线）造影检查。

- 术后 1 个月门诊复查
- 术后 3 个月门诊复查

- 术后 6 个月门诊复查
- 术后 9 个月电话随访
- 术后 1 年门诊复查

7.2.1.8　营养

营养随访非常重要，（营养学家认为必需）术后前三个月每月至少两次，随后一个月一次。

营养学家 / 饮食学专家：有关营养学家 / 饮食学专家完整名单，请联系您的保险公司。

您有责任确认您选择的医疗服务提供者是否接受您的保险。

如果您的保险需要转诊至专家，请通过（555）555-5555 联系转诊部门，并提供以下信息以获得转诊：

- 医师姓名
- 医师的专业
- 医师地址
- 医师的电话号码
- 您的预约日期

7.3　信息与饮食指南

- 您的新胃袋能容纳约 120 ml 的食物。
- 遵循本文件中的饮食进度，以达到最佳的减重效果和胃袋愈合。
- 重要的是，即使您觉得自我感觉良好足以早期恢复饮食，也要遵循以下饮食。
- 手术是减重的"工具"。健康饮食选择和锻炼将帮助您最大限度地减轻体重，并保持您的营养健康。
- 术后补充多种维生素和钙＋维生素 D 咀嚼片将有助于维持最佳营养状态。1 个月后，您可以换成片剂。

手术当天凌晨零点后，禁饮禁食任何东西。

7.3.1　术后饮食结构规划

1. 第 1 ～ 2 天：清流质饮食。
2. 第 3 ～ 14 天：全流质饮食。
3. 第 3 周：软食。
4. 第 4 周：继续软食，添加煮熟的蔬菜和软质水果。
5. 第 6 周：添加淀粉类食物（推荐全谷物）。

7.3.1.1　术后第 1 ～ 2 天

清流质饮食（无碳酸、无糖、无咖啡因）
- 无渣液体蛋白质补充剂（尝试用蛋白粉）。
- 清汤（鸡肉、牛肉或蔬菜）。
- 无糖的冰棒或无渣的水果冻。
- 水、茶、零糖零卡果味饮料或其他无糖的非碳酸饮料。

牢记：
- 您的目标是让您的胃肠道得到休息和愈合。
- 全天慢慢地小口喝上述食物，每次不超过 60 ml。
- 您感觉太饱前**停止**饮用。

7.3.1.2　术后第 3 ～ 14 天

全流质饮食
- 上述所有清流质。
- 液体蛋白质补充剂（蛋白质奶昔见 P142 的"蛋白质奶昔指导"）。
- 脱脂奶油或浓汤（无块状）。
- 低脂原味酸奶或原味低脂希腊酸奶

7.3.1.3　术后第 3 周开始（第 15 天）

可以软食取代全流质食物来改善饮食（如果可以耐受）。
软食：主要来源是柔软的、湿润的、小块的、磨碎或成泥状的蛋白质。

- 上述所有的饮料 / 食物。
- 鸡蛋、绞碎的家禽肉、细嫩的鱼（如有需要，可加无脂肉汁或清汤、肉汤、清淡调味汁进行稀释）。
- 熟豆 / 豆汤。
- 配淡蛋黄酱的金枪鱼。
- 脱脂牛奶白软干酪、脱脂牛奶乳清干酪或低脂软奶酪。

7.3.1.4　术后第 4 周开始（第 22 天）

饮食中包括煮熟 / 软质蔬菜和水果（如果耐受的话）。

继续软食：可添加煮熟的软质蔬菜和软质和（或）去皮的水果。

- 上述所有的饮料、食品。
- 充分煮熟的软质蔬菜。
- 软质和（或）去皮水果。

7.3.1.5　第 6 周开始（第 36 天）

饮食中添加淀粉类食物（限量）

- 上述所有的饮料 / 食物。
- 添加大米、面包、面条——首选全谷物类并少量（藜麦、全麦面包、玉米）。
- 进食淀粉类食物前进食蛋白质和蔬菜。
- 是否可在耐受后食用生蔬菜 / 沙拉，请咨询医师。

一些指导：

- 不要在用餐时间饮酒。每次用餐 30 min 后再摄入液体。
- 饮食习惯：彻底咀嚼（嚼 20 下！），慢慢进食，小口进食。
- 用餐时总是先进食蛋白质，然后吃蔬菜，最后仅在您觉得仍然饥饿时进食淀粉类食物。
- 女性每天摄入蛋白质目标是 60 g，男性 70 g。如果您并不能总是达到这个目标，也没关系，但要记住，蛋白质食物比其他食物更重要。

每天摄入 6～8 杯 /1.0 L～1.8 L 液体（包括水、蛋白质奶昔等）。

感知身体的信号：当您"感觉舒适饱"的时候停止进食。您的胃耐受量可能限制为每餐 2 饭勺。

必要的营养补充剂

1. 补充剂咀嚼片、维生素矿物质补充剂（每天 2 次，请与您的医师**确认**）。

2. 含维生素 D 补充剂的咀嚼或液态柠檬酸钙。

购物清单

手术前准备好这些物品。

- 牛肉、鸡肉、蔬菜汤（罐头或肉汤）。
- 无糖明胶。
- 无糖非碳酸饮料。
- 无糖冰棒。
- 液体蛋白质补充剂——第 3 天在全流质饮食中添加。
- 咀嚼片 / 液态复合维生素 / 矿物质补充剂。
- 含维生素 D 补充剂的咀嚼 / 液态柠檬酸钙。

蛋白质奶昔指导

选择奶昔：含 ≥ 15 g 蛋白质，≤ 15 g 碳水化合物，约 150 卡路里的产品	配方	卡路里	蛋白质	碳水化合物
Isopure（蛋白质清饮料）	即饮	100～160	20～40	0～5
Atkins 饮食	即饮	150	15	2
Carnation 无糖即食早餐	即饮 / 粉剂	150	13	16
Designer whey/Aria 牌乳清蛋白	粉剂	80～100	14～18	3
GNC Total lean 牌代餐粉	即饮 / 粉剂	170	25	6
Glucerna hunger smart/boost calorie smart*	即饮	180	15	16

选择奶昔：含 ≥ 15 g 蛋白质，≤ 15 g 碳水化合物，约 150 卡路里的产品	配方	卡路里	蛋白质	碳水化合物
Muscle Milk 牌乳清蛋白	即饮 / 粉剂	160	20	9
Myoplex 牌控糖奶粉	即饮	150	25	5
纯蛋白质	即饮	170	23 ～ 35	3
优质蛋白质	即饮	160	30	5
Maxi Health Naturemax 牌犹太认证 / 大豆蛋白	粉剂	175	29	14

译者注：Glucerna hunger smart，有助于控制血糖峰值的一种可口的膳食补充性全平衡营养饮料，适用于糖尿病患者；boost calorie smart，含 16 g 蛋白质、多种矿物质以及 25 种维生素，而无任何其他热卡的营养饮料

7.3.1.6 术后 1 ～ 2 天

清流质饮食（无碳酸、无糖、无咖啡因）

- 液体蛋白质补充剂
- 鸡肉、牛肉或蔬菜汤
- 无糖冰棒或无杂水果冰
- 茶、零糖零卡果味饮料或其他无糖的非碳酸饮料

一些指导

您的目标是让您的胃肠道得到休息和愈合。

- 整天保持小口喝水和其他无热量 / 非碳酸饮料。
- 每次一小口不要超过 57 ml（如果少于 57 ml 下感觉饱，则停止）。
- 感到饱胀感之前**停止**饮用。
- 每次进食 28 ～ 57 ml 的蛋白质饮料，并整天饮用，以满足女性每天 60 g 和男性每天 70 g 的蛋白质需求。

7.3.1.7 术后 3 ～ 14 天

清流质饮食（非碳酸、无糖、无咖啡因）

- 液体蛋白质补充剂
- 鸡肉、牛肉或蔬菜汤

- 无糖冰棒或无杂水果冰
- 茶、零糖零卡果味饮料或其他无糖非碳酸饮料

↓

过度到全流质饮食

- 以上所有的清流质
- 蛋白质液体补充剂（每份 ≤ 20 g 蛋白质和 ≤ 15 g 碳水化合物）
- 脱脂奶（1%）或豆奶与乳清或大豆蛋白粉混合（每份 ≤ 20 g 蛋白质）
- 无脂奶油汤
- 无脂纯酸奶或纯无脂希腊酸奶

一些指导

- 您的目标是每天至少摄入 1.8 L（64 盎司）液体量（1/2 清流质和 1/2 全流质）。
- 整天保持小口喝水和其他无热量非碳酸饮料。
- 每次一小口不要超过 57 ml（2 盎司）（如果少于 57 ml 下感觉饱，则停止）。
- 感到饱胀感之前**停止**饮用。
- 每次进食 28 ～ 57 ml（1 ～ 2 盎司）的蛋白质饮料，并整天饮用，以满足女性每天 60 g 和男性每天 70 g 的蛋白质需求。

必要的营养补充剂

- 补充剂咀嚼片、维生素矿物质补充剂（每天 2 次，请与您的医师**确认**）。
- 含维生素 D 的咀嚼或液态柠檬酸钙。

7.3.1.8 术后第 3 周开始

继续清流质饮食，每天摄入 1.4 ～ 1.8 L 液体量（非碳酸、无糖、无咖啡因）。

- 水是首选
- 鸡肉、牛肉或蔬菜汤
- 无糖冰棒或不含果肉的水果冰
- 茶、零糖零卡果味饮料或其他无糖非碳酸饮料

↓

如果可以耐受，开始柔软的、湿润的、小块的、磨碎或成泥状的蛋白质代替全流质

- 鸡蛋、绞碎的家禽肉、细嫩的鱼（如需要，可加无脂肉汁或清汤／肉汤进行稀释）。
- 熟豆汤。
- 脱脂牛奶白软干酪、脱脂牛奶芝士或低脂奶酪。
- 脱脂纯酸奶或希腊酸奶（需获得医师的允许）。

一些指导

- 您的目标是每天至少摄入 1.8 L 的清流质。
- **建议用餐时不要饮入液体**。每次用餐后至少 30 min 才能饮用液体。
- 建议少食，每天 4 ～ 6 餐。
- 建议每餐摄入蛋白质。每日需求量：女性 60 g，男性 70 g。
- **充分咀嚼**（吞之前，充分咀嚼至糊状的稠度）。
- 请注意，您每餐最多摄入 1 ～ 2 饭勺的量。

必要的营养补充剂

- 补充剂咀嚼片、维生素矿物质补充剂（每天 1 片）。
- 含维生素 D 的咀嚼或液态柠檬酸钙。

7.3.1.9　术后第 4 ～ 5 周

继续补充液体，以达到每天约 1.8 L 的需求量。

- 水是首选
- 咖啡、茶、零糖零卡果味饮料或其他无糖非碳酸饮料

↓

推进您的饮食至包括充分煮熟的软质蔬菜以及软质和（或）去皮水果

- 鸡蛋、绞碎的家禽肉、细嫩的鱼（如有需要，可加无脂肉汁或清汤 / 肉汤稀释）
- 充分煮熟的豆汤
- 脱脂牛奶白软干酪、脱脂牛奶乳清干酪或低脂软奶酪
- 脱脂纯酸奶或希腊酸奶（需获得医师的允许）
- 充分煮熟的软质蔬菜
- 软质和（或）去皮水果

一些指导

- 您的目标是每天至少摄入约 1.8 L 的液体量，尤其在快速减重期间非常重要。
- **建议用餐时不要饮入液体**。每次用餐后至少 30 min 才能饮用液体。
- 建议少食，每天 4 ～ 6 餐。
- 建议每餐摄入蛋白质，每日需求量：女性 60 g，男性 70 g。
- **吞咽前充分**咀嚼或"＞ 20 次咀嚼"（吞咽前充分咀嚼至糊状的稠度）。
- 请注意，您每餐最多摄入 1 ～ 2 饭勺的量。

必要的营养补充剂

- 补充剂咀嚼片、维生素矿物质补充剂（每天 1 片，请与您的医师确认）。
- 含维生素 D 的咀嚼或液态柠檬酸钙。

7.3.1.10　术后第 6 周

继续补充液体，以获得适当水分 / 每天至少 1.8 L

- 水是首选
- 咖啡、茶、零糖零卡果味饮料或其他无糖非碳酸饮料

推进饮食至添加淀粉

- 鸡蛋、绞碎的家禽肉、细嫩的鱼（如有需要，可加无脂肉汁或清汤 / 肉汤稀释）
- 充分煮熟的豆汤
- 脱脂牛奶白软干酪、脱脂牛奶乳清干酪或低脂软奶酪
- 脱脂纯酸奶或希腊酸奶（需获得医师的允许）
- 充分煮熟的软质蔬菜
- 软质和（或）去皮水果
- 如果您每天都能摄入必需的蛋白质（即女性每天 60 g，男性每天 70 g），则增加米饭、面包或面条，首选全谷物型

一些指导

- 您的目标是每天至少摄入约 1.8 L 的液体量，尤其在快速减重期间非常重要。
- **建议用餐时不要饮用液体**。每次用餐后至少 30 min 才能饮用。
- 建议少食，每天 4 ～ 6 餐。
- 建议每餐摄入蛋白质，每日需求量：女性 60 g，男性 70 g。
- 吞咽前**彻底**咀嚼或 "＞ 20 次咀嚼"（吞咽前充分咀嚼至糊状的稠度）。
- 请注意，您每餐最多摄入 1 ～ 2 饭勺的量。

必要的营养补充剂

- 补充剂咀嚼片、维生素矿物质补充剂（每天 1 片）。
- 含维生素 D 的咀嚼或液态柠檬酸钙。

7.4 常见问题

1. 疼痛或者恶心有多严重呢？

这因人而异。一般来说，疼痛感觉像是刺痛和绞痛，但这种情况应该不会超过数天，服用止痛药应有所缓解。您可以交替使用含

可待因的泰诺和曲马多（每 3 小时服用一次），也可以只服用液体泰诺。

治疗恶心有三种处方药物，您可以交替使用，恶心一般只持续 2 ～ 3 天。

2. 手术后我会感到乏力吗?

如果感到乏力，您可能脱水。确保每 5 ～ 10 min 抿一小口水。

如果您还没有服用复合维生素，请开始服用。您需要摄入含电解质的水。

3. 术后发热是正常的吗?

术后前 3 天发热是正常的，如果持续发热，请致电诊室。您可每隔 6 h 服用一次泰诺（记住，有一种含有可待因的泰诺，**不要两种都服用**）。

4. 疼痛到什么程度算正常的?

术后不适是正常现象，如果疼痛持续、恶化或者伴有腹胀，您需要致电诊室。记住，您可服用含可待因的泰诺或液体泰诺，也可与曲马多交替使用。

5. 我有复视，这是为什么?

这是东莨菪碱贴片的副作用，可取下贴片；如果持续存在，请致电诊室。

6. 我数天没有排便怎么办?

如果您服用聚乙二醇，可从每天一次增加到每天两次，并在睡前添加 1 ～ 2 片番泻叶。同时增加饮水量。

7. 什么时候可以恢复锻炼?

您可以在第 5 天恢复轻度运动，但不要做腹部运动。1 个月的随访之前，不要搬提重物。

8. 我感到反酸或胸部不适怎么办?

如果您每天服用一次抑酸药，可增加到每天两次。您也可在晚上添加雷尼替丁或法莫替丁（从 75 mg 开始，然后根据需要增加，睡前最大量 300 mg）。

9. 我仍感觉饿怎么办？

您需要增加您的蛋白质摄入量。摄入液体并不会使人有饱腹感。一旦您开始进食固体食物，这个问题应该也会解决。记住，不要过度考虑和担心胃的大小。它绝对是变小了！

10. 我不会觉得饱怎么办？

（同上）。您的胃仍然很小，即使在限制进食下您并没有感到不适，也不要挑战您的极限和测试您的胃容量。我们不希望您感到疼痛，所以在您恢复之前不要吃太多东西，否则将会撕裂和撑大您的胃。

11. 我什么时候可以喝酒？这个手术会影响我对酒精的耐受性吗？

三个月内绝对禁酒。然而，为了更好地减重，建议在 6 个月内尽量减少或避免饮酒。您对酒精的耐受性可能受到影响，请谨慎行事。

12. 我什么时候可以恢复性行为？

没什么大问题，但一般在术后 2 ～ 3 周。

13. 我应该多久改善一次我的饮食结构？

打电话预约是您需要做的事——强烈建议与营养师每月交流至少 1 ～ 2 次。建议在手术前联系，以便及时预约。

14. 我什么时候能坐飞机？

您可以在术后第 5 天坐飞机。这只是为了确保一切都好。您需要在出行之前行上消化道检查。

15. 我多久可以恢复工作？

这完全取决于您，因人而异，可以在术后第二天或数天后恢复工作。

参考文献

[1] Kahaleh, M. (2021). Dr. Michel Kahaleh New Jersey gastroenterologist & world renowned endoscopist. Retrieved from https://www.michelkahaleh.com/

第8章 病例分析

Cristina Demone，Kelly Esponda，Stephanie Shea，Michel Kahaleh，Amy Tyberg，Avik Sarkar 和 Haroon Shahid 著
邓启亮 译

内镜黏膜切除术（EMR）

一例 72 岁 Barrett 食管患者发现食管胃交界处上方有 1 cm 的结节状病变，活检显示高度异型增生，无恶性肿瘤特征。

内镜超声显示浅表型小病灶，分期为 T1a。

在与外科和肿瘤科的多学科会诊后，患者拟接受高级内镜下治疗。

体格检查正常。

治疗计划：

1. 术前实验室检查：血常规、血生化、凝血功能。

2. 因为病变小而浅，所以采取透明帽法 EMR。

内镜黏膜下剥离术（ESD）

一例 69 岁 Barrett 食管患者发现食管胃交界上方 5 cm×7 cm 大小病变，活检显示病变高度异型增生且病变中央呈癌变特征。

内镜超声显示病变浅表，分期为 T1a。

在与外科和肿瘤科的多学科会诊后，患者拟接受高级内镜下治疗。

体格检查正常。

治疗计划：

1. 术前实验室检查：血常规、血生化、凝血功能。

2. 因为病变较大且平坦，所以 ESD 优于 EMR，且提供更多切除边缘阴性的机会，减少复发的风险。

内镜全层切除术（EFTR）

一例 89 岁患者，主诉腹痛、恶心、早饱。

内镜检查显示胃窦一个 3 cm 的黏膜下病变。

内镜超声显示病变起源于肌层，局限于局部。

FNA 证实为胃肠道间质瘤（gastrointestinal stromal tumor，GIST），无恶变。

在与外科和肿瘤科的多学科会诊后，患者拟接受高级内镜下治疗。

体格检查正常。

治疗计划：

1. 术前实验室检查：血常规、血生化、凝血功能。

2. EFTR 完全切除，如果肌层缺损则缝合。

隧道法内镜黏膜下肿物切除术（STER）

一例 79 岁的冠心病患者因吞咽困难和体重减轻就诊。

胃镜检查证实食管上段有一个 4 cm 的黏膜下病变。

EUS 显示病变位于主动脉正上方，FNA 证实平滑肌瘤，无恶变。

在与外科和肿瘤科的多学科会诊后，患者拟接受高级内镜下治疗。

体格检查正常。

治疗计划：

1. 术前实验室检查：血常规、血生化、凝血功能。

2. 心内科会诊。

3. 采取 STER 技术，因这该隧道技术可以安全和完整病变地切除，且出血和穿孔的风险有限。

食管 – 经口内镜食管下括约肌切开术（E-POEM）

一例 34 岁患者 3 个多月来体重显著减轻（25 磅）、胸痛、反流以及食物在胸部梗阻感来就诊，食管钡剂造影显示食管扩张，胃内几乎没有造影剂通过。

食管测压证实 II 型贲门失弛缓症。

体格检查除轻度脱水外，无显著异常。

治疗计划：

1. 术前实验室准备：血常规、血生化、凝血功能。

2. 球囊扩张作为备用手段。

3. E-POEM。

经口内镜幽门括约肌切开术（G-POEM）

一例 54 岁糖尿病患者，3 年前胃底折叠术后并发迷走神经损伤。

就诊时有严重腹胀、恶心、呕吐和轻度体重减轻（5 磅）。

体格检查显示严重胃胀和弥漫性腹痛。

胃排空试验：胃排空严重延迟符合胃轻瘫。

治疗计划：

1. 术前实验室检查：血常规、血生化、凝血功能。

2. G-POEM。

Zenker 憩室 – 经口内镜食管下括约肌切开术（Z-POEM）

一例 78 岁患者，因吸入性肺炎、食欲不振、口臭和慢性咳嗽而反复入院。

食管吞钡造影显示食管内有一个 5 cm 的 Zenker 憩室，且食管内造影剂不通。

体格检查无明显。

治疗计划：

1. 术前实验室检查：血常规、血生化、凝血功能。

2. 考虑呼吸科会诊。

3. Z-POEM 或中隔切开术（通常为较小的 Zenker 憩室）。

经乳头 ERCP

一例 45 岁女性患者，胆囊切除术合并胆管损伤。

二甲基亚氨二醋酸扫描阳性，考虑为重度胆漏。

腹部 CT 显示胆囊窝 8 cm 胆汁湖，其中置入导管引流，5 h 内引流出胆汁 2 L。

考虑高级内镜治疗。

体格检查：弥漫性腹部压痛，经皮引流处疼痛。

治疗计划：

1. 术前实验室检查：血常规、血生化、凝血功能。

2. ERCP 行胆道括约肌切开后置入 10 mm×8 cm 大型金属支架封闭胆管损伤处。

内镜超声引导下的 ERCP 在进入胆道中的应用

一例 37 岁的患者，2 年前接受了左肝囊肿切除术，并接受了二次治疗。

患者出现瘙痒和黄疸，腹部 CT 可见左肝胆管扩张。

初次尝试 ERCP，但无法进入左肝管。

患者拟接受高级内镜诊疗，并要求进行磁共振-磁共振胰胆管成像（MRI-MRCP）检查。MRI-MRCP 显示左肝管截断且重度扩张。

患者因害怕疼痛而拒绝经皮引流，而首选内引流。

体格检查：抓痕、黄疸。

治疗计划：

1. 术前实验室检查：血常规、血生化、凝血功能。

2. 在 EUS 引导下，经胃行 ERCP 胆道引流，左肝管用 10 cm×10 mm 带锚定（以防止移位）的全覆盖金属支架进行引流。

内镜超声引导 ERCP 在进入胰腺中的应用

一例 28 岁患者因反复发作胰腺炎、体重减轻和腹痛而就诊。

既往因胰头部黏液囊肿行胰十二指肠切除术。

MRI-MRCP 显示主胰管扩张，胰空肠吻合口狭窄。

试行单气囊 ERCP 未获成功，不能看到传入端胰管吻合口。

体格检查：上腹痛压痛，体重严重减轻。

治疗计划：

1. 术前实验室检查：血常规、血生化、凝血功能，淀粉酶，脂肪酶，CA19/9。

2. EUS 引导下经胃行 ERCP 在胃与主胰管之间放置管径 10 cm 长的 7F 双猪尾支架进行胰腺引流。

内镜超声引导下经胃 ERCP

一例 65 岁 Roux-en-Y 胃旁路术后患者，15 年前胆囊切除术。

患者因上腹痛、轻度黄疸、发热和寒战而就诊。

MRI-MRCP 证实 2 cm 的胆总管结石伴胆管扩张。

由于患者胆囊切除术后，故外科咨询高级内镜治疗。

患者拒绝任何经皮引流。

体格检查：右上腹疼痛、体温 39.5℃、轻度黄疸。

治疗计划：

1. 术前实验室检查：血常规、血生化、凝血功能，淀粉酶，脂肪酶。

2. EUS 引导下经胃 ERCP（EGDE）从天然胃到旁路胃之间放置 20 mm 管径支架，随后通过支架行 ERCP、胆道括约肌切开术、取石和置入 9 cm 长的 7F 胆道支架。

内镜超声引导下胰囊肿胃吻合术

一例 35 岁男性患者，既往有酗酒和急性胰腺炎病史，现从社区医院转入院治疗坏死性胰腺炎伴胰周坏死。社区医院对腹部 / 骨盆进行的 CT 扫描显示胰体尾部有 13 cm 积液。

治疗计划：

考虑到要解决患者的持续疼痛和早饱，患者接受了内镜超声引导下的胰囊肿胃吻合术（图 8.1 和图 8.2）。

图 8.1 内镜超声图像：网腔金属支架内缘在坏死性积液内展开（©Haroon Shahid）

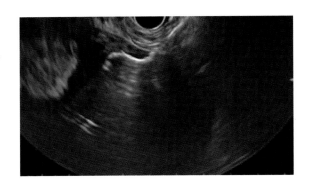

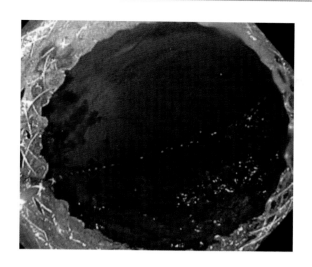

图 8.2 内镜图像：置入网腔金属支架后，胰周积液中可见坏死物质（© Haroon Shahid）

内镜超声引导下肝管胃吻合术

一例 78 岁女性患者，既往有痴呆及深静脉血栓形成病史。局部进展期胃癌行胃大部切除加 Roux-en-Y 重建术，术后化疗。目前胃癌复发引起胆道梗阻。患者黄疸，由于肝功能异常，无法接受化疗。

治疗计划：

鉴于她手术后解剖结构的改变，决定为患者行内镜超声引导下的肝管胃吻合术以进行胆道引流，而不是经皮引流（图 8.3、图 8.4 和图 8.5 ）。

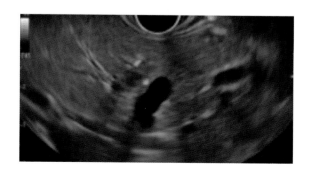

图 8.3 内镜超声图像：左侧肝内胆管扩张（© Haroon Shahid）

图 8.4　内镜超声图像：
胃和左肝内胆管之间
瘘管扩张（© Haroon
Shahid）

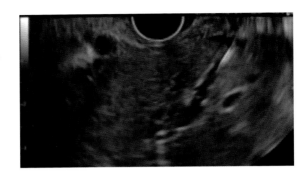

图 8.5　内镜图像：放
置肝管胃吻合术支架
（© Haroon Shahid）

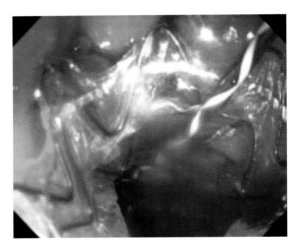

内镜超声引导下胃空肠吻合术

一例 85 岁女性，有冠心病、心房颤动、高血压、糖尿病及痴呆病史，因十二指肠巨大恶性溃疡而导致胃流出道梗阻。

治疗计划：

考虑存在合并疾病，患者不宜手术治疗。因此患者接受了内镜超声引导下的胃空肠吻合术，以解除胃流出道梗阻（图 8.6 和图 8.7）。

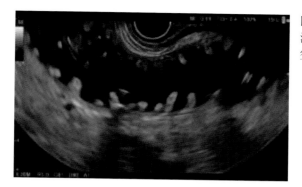

图 8.6 内镜超声图像：注射生理盐水后扩张的空肠（© Haroon Shahid）

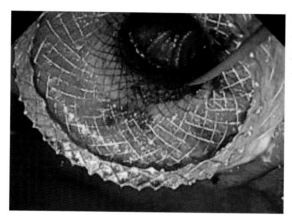

图 8.7 内镜图像：网腔金属支架（LAMS）放置后。通过 LAMS 可见到小肠（© Haroon Shahid）